LES ENFANTS DU DÉSIR

MONIQUE BYDLOWSKI

LES ENFANTS DU DÉSIR

Destins de la fertilité

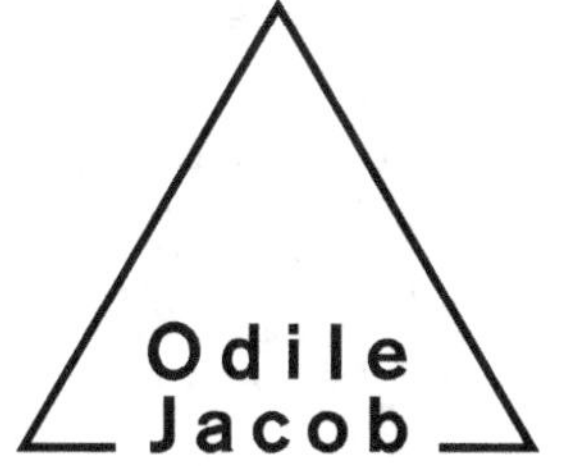

Préambule

> *À l'enfant :*
> *Je ne suis pas celui qui t'engendre. Ce sont les*
> *morts.*
> *Ce sont mon père, son père et ses aïeux*
> *Ceux qui tracèrent un long dédale d'amour,*
> *Depuis Adam et les déserts*
> *D'Abel et de Caïn, dans une aurore*
> *Si ancienne qu'elle est déjà mythologique,*
> *Et ils arrivent, sang et moelle, à ce jour*
> *De l'avenir, où je t'engendre à l'instant.*
>
> Jorge Luis BORGES, *Al Hijo*[*].

La fertilité humaine n'est pas une fonction biologique comme les autres. Elle tire sa singularité d'intervenir au carrefour de trois facteurs déterminants, au point de rencontre de l'impulsion psychique individuelle – le désir d'enfant plongeant ses racines dans l'inconscient de chacun, de la physiologie de l'espèce et, enfin, du contexte historique et social.

Les récents progrès de la biologie ont contribué à modifier le regard sur l'engendrement humain et à encoura-

---

[*] *In El otro, el mismo*, trad. fr. Luis Alvarez.

ger l'illusion selon laquelle la maîtrise des processus de procréation est possible. Une telle maîtrise ramènerait l'enfant au rang des objets que le monde matériel peut offrir. Dans les faits, la fertilité résulte plutôt de l'intrication des fonctions biologiques et psychiques de l'individu. C'est ainsi que se pose aux praticiens la question de la fécondité lorsque le projet d'enfant résiste de façon durable.

L'infertilité prolongée est, en effet, source de souffrance et d'angoisse. L'enfant qui ne vient pas est l'objet d'un besoin tenaillant qui pousse à l'activisme médical. Pourtant, l'expérience des consultations en binôme, telles que nous les avons développées avec les praticiens de la gynécologie, montre à quel point l'infertilité exprime des idées inconscientes qui infiltrent le projet d'enfant et peuvent le faire échouer, voire le rendre chaotique. Voilà pourquoi, au terme d'une longue pratique, nous pouvons soutenir que la non-conception traduit l'émergence d'un système défensif au service de l'économie inconsciente du sujet. Cette défense de l'inconscient est encore accentuée par le fait que la plupart des femmes ne conçoivent pas actuellement leur premier enfant avant la trentaine.

Les conceptions différées telles qu'elles s'observent actuellement conduisent à des fécondations plus tardives et, par conséquent, plus aléatoires. Elles entraînent le déploiement des technologies de la procréation assistée et il existe un risque scientiste d'instrumentaliser la fécondation comme un pur événement matériel. Un autre risque est de facilement disjoindre la procréation de la sexualité. On serait alors conduit à oublier que toute filiation, même adoptive, est la conséquence du désir sexuel né dans le couple. Ces questions du lien entre fécondation et sexualité sont au centre du débat éthique autour de la reproduction médicalisée, autour des tentatives expérimentales nouvelles et du statut de l'embryon.

Désir d'enfant et projet de filiation appartiennent au domaine des idées. Ce sont des abstractions mais, à la différence des concepts dont use la physique, les idées de filiation opèrent dans la chaleur d'organes vivants que la technique médicale est capable de manipuler. Le contraste entre la réalité biologique de la fécondation et le poids des représentations mentales abstraites qui l'habitent donne à la conception humaine une dimension de mystère. L'enfant est rêvé, imaginé, redouté, avant d'être conçu. Des mots, des images, des rêveries parentales précèdent son incarnation. La conversion du désir sexuel d'un couple ou d'une femme en une conception humaine réalise l'abstraction la plus complète qui soit. Seules, les métaphores poétiques et les œuvres des artistes peuvent en proposer une représentation vivante. Les peintres de l'Annonciation ont tenté ainsi l'impossible : figurer sur la toile la conception.

Toute conception et gestation réalisent l'incarnation d'un désir sexuel et d'un projet en un développement biologique. Par la fécondation, le souhait d'enfant, même involontaire, prend corps. Des éléments exprimables seulement par la parole (souvenirs, rêves nocturnes, fragments de mémoire inconsciente) habitent le texte fourni par la contrainte biologique (génome, molécules, acides nucléiques). Ils lui donnent une signification, ils l'interprètent, comme le musicien propose une solution personnelle à la partition d'un créateur. L'hérédité propose, le désir dispose, en toute inconscience, avec son ambivalence. Par ailleurs, la naissance humaine acceptée ou redoutée est toujours une naissance élue. De l'infanticide à la contraception, le refus de l'enfant a toujours existé dans toute société. La naissance d'un enfant vivant résulte donc d'un choix, d'une attente. Sans doute parce qu'en naissant il apporte à celui-là même qui l'a procréé, des nouvelles de son propre monde intime. Le destin humain marque ainsi sa singularité au sein des espèces. Pour les autres créatures vivantes, la liberté d'élection n'existe pas, le produit de la fécondation s'impose. L'élection humanise le produit de la procréation. Elle exprime la pulsion vitale, à l'opposé des pulsions agressives, agents de guerres et de destructions.

Sur le terrain de la clinique, chaque praticien est convaincu de l'existence d'une part psychique dans le déterminisme ou dans la levée de l'infertilité féminine, mais cette conviction reste intuitive et ne rencontre ni validation quantitative dans le domaine de la recherche ni perspective thérapeutique spécifique. Malgré ces limites, les parcours biographiques et les configurations psychologiques parfois exemplaires que nous rencontrons conduisent à des hypothèses psychodynamiques souvent convergentes. Des psychothérapeutes aménagent maintenant le cadre pratique de la psychanalyse pour prendre en charge ces femmes et ces hommes en souffrance d'infertilité. Les constatations de ces praticiens vont ici nous aider à penser les facteurs psychiques qui interviennent dans la fertilité comme dans l'infertilité.

Du déclin démographique au désir d'enfant

> *L'enfant est un avoir inné. Il est en nous avant l'amour... C'est son désir d'être qui nous fait ouvrir les bras.*
>
> Marina ZVÉTAÏÉVA, *Mon frère féminin.*

Dans le programme du vivant, tout est agencé en vue de la reproduction. La fertilité humaine participe à cette loi naturelle, à ce destin général de la matière vivante. Elle en a le caractère prolifique et les excès qui permettent le jeu de la sélection naturelle. Par sa fécondité, l'humanité se lie à l'évolution des espèces, confortant les lois darwiniennes dans le monde de la maîtrise technologique. Trésor fragile, facilement gaspillée, la fertilité paraît inépuisable. Dans le même temps, la conscience de notre mortalité et l'anticipation de la fin possible de l'espèce lui confèrent un prix inestimable dont témoigne la douleur existentielle que suscite la stérilité. L'être humain mène effectivement une double existence : en tant qu'il est à lui-même sa propre fin, et en tant que maillon d'une chaîne à laquelle il est assujetti sans l'intervention de sa volonté [7].

Paradoxalement, la fécondité est aussi inscrite au cœur du combat incessant que l'humanité livre aux forces de la nature. Les pratiques antinatalistes s'exercent de façon continue depuis les débuts de la civilisation. La volonté dominatrice de la culture sur le caractère prolifique de la nature cohabite paradoxalement avec le combat de la science médicale contre l'infertilité. La civilisation tend ainsi, simultanément, à limiter la fécondité pour des raisons démographiques et à favoriser le désir de filiation de l'individu.

Le déclin de la fécondité

À l'échelle mondiale, la fertilité est en baisse, parallèlement à la progression de l'espérance de vie. Plus celle-ci augmente, plus la fécondité décline. Elle a décru depuis les années 1960 dans tous les pays occidentaux qui ont acquis la contraception chimique. Ils ont été massivement rejoints par les pays d'Europe orientale, anciens pays communistes. Le déclin de la fertilité s'y est imposé de façon brutale malgré la diffusion très limitée de la contraception moderne. La chute de la fécondité observée dans les pays de l'Est européen après 1990, à la suite d'un changement de régime politique, a un précédent historique en France. Les démographes qui étudient l'évolution de la population dans les années suivant la Révolution française montrent que la courbe de la natalité s'infléchit pour la première fois en 1792, bien avant que le même mouvement ne s'amorce en

Angleterre et en Allemagne au XIXe siècle [6]. La formule de Saint-Just, « le bonheur est une idée neuve en Europe » actualisait l'espoir d'une vie individuelle meilleure et de la réduction de la natalité grâce à la diffusion empirique des pratiques antinatalistes.

Le phénomène du déclin de la fécondité est complexe, il associe la disparition des familles nombreuses et, surtout, le retard à la première maternité (autour de 30 ans en France, Italie, Espagne). Cette chute est très peu compensée elle-même par la survenue de maternités plus tardives (après 38 ans – ce qui était exceptionnel dans les années 1960). La tendance aux maternités plus tardives devrait, selon certains démographes, s'accentuer dans les années à venir [14].

En 2004, les Nations unies ont publié des projections d'avenir de la population mondiale, et malgré le caractère aléatoire[*] de cet exercice démographique, une globalisation des conduites paraît se faire jour. Cette constatation est une surprise. Les projections précédentes, tablant sur la progression démographique d'années antérieures, prévoyaient l'explosion de la population mondiale à l'horizon 2050. En réalité, toutes les prédictions des experts ont été démenties. En cinquante ans, le paysage mondial de la fécondité a été bouleversé : l'évolution des mœurs va plus vite qu'on ne le pensait. L'importation des modèles occidentaux a d'ores et déjà permis à des pays en développement d'adopter en quelques décennies des comportements de fécondité et de santé que les pays développés avaient mis des siècles à mettre en

---

* La projection démographique est aléatoire car elle ne peut prendre en compte l'imprévisible, par exemple l'éventualité d'une catastrophe mondiale faisant réviser à la baisse toutes les prévisions démographiques.

œuvre. La valeur médiane* de la fécondité mondiale a ainsi chuté de 5,4 à 2,1 enfants par femme en un demi-siècle. Cette chute est même plus rapide que tous les autres indicateurs de développement [16]. L'éducation des femmes, considérée comme un des indicateurs majeurs de développement, ainsi que le niveau de revenus moyen, ont progressé, eux aussi, durant la même période, mais dans des proportions très modestes. La différence entre la chute de la fécondité et l'évolution des différents indicateurs de développement suggère que le moteur du déclin de la fécondité réside surtout dans des changements rapides des idées et des mentalités. L'enfant ne serait désormais plus attendu pour lui-même comme ressource économique, mais comme facteur d'épanouissement personnel et du couple. « Ce qui compte, c'est l'émotion désormais éveillée par l'enfant, image vivante de ses parents [1]. »

Quant à la transformation introduite par la contraception chimique et mécanique (pilule et stérilet), elle est flagrante surtout en Occident. Par contre, comme facteur de changement, elle paraît compter beaucoup moins que l'évolution du contexte politique ou socio-économique. Ce contexte lui-même se modifie plus lentement que la chute des taux de fécondité qui répondent instantanément aux modifications de l'environnement. Le fait n'est pas nouveau : il rappelle la leçon des années 1930 où, dans la situation générale inquiétante des pays touchés par la crise, les moyens de contraception pourtant imparfaits de l'époque ont conduit la fertilité à

---

* Le calcul de la médiane est un système de mesure : valeur de fécondité qui divise l'humanité en deux parties numériquement égales : l'une à fécondité faible, l'autre à fécondité plus forte.

un taux situé en dessous du niveau de remplacement (soit au-dessous de 2,1 enfants par femme) [5]. En France, après les années 1970, de faible natalité, une reprise sensible a placé le pays en tête des régions européennes avec une moyenne voisinant deux enfants par femme. Ce phénomène n'a cependant pas d'incidence à l'échelle mondiale.

Il semble donc se faire jour une irrésistible tendance à la convergence des mentalités concernant la fertilité et son contrôle. La moitié de l'humanité vit déjà dans des pays où la fécondité est basse, inférieure à 2,1 enfants par femme[*] [10]. Ce mouvement de baisse de la fécondité mondiale a un effet secondaire, celui de déséquilibrer le « sex ratio », cette loi naturelle qui fait naître spontanément à peine plus de filles que de garçons. L'augmentation de la proportion de garçons à la naissance par sélection volontaire (avortements sélectifs et infanticides à la naissance) est visible en Chine, où il s'agit de se plier à des mesures autoritaires. Cette même augmentation du nombre de garçons à la naissance s'observe aussi en Corée du Sud, en Inde et dans les pays du Caucase [13] où l'injonction politique n'est pas explicite. Ce phénomène nouveau qui va jusqu'à la naissance de 120 garçons pour 100 filles tire cependant son importance du poids démographique des pays concernés et ses conséquences sont encore non mesurables. Il s'agit là d'un bel exemple de triomphe de la culture sur une loi naturelle. La politique de l'enfant unique dans les pays autoritaires n'a pas pour seule conséquence la démographie espérée. Elle aboutit aussi à accentuer l'investissement des parents sur leur unique rejeton (mâle de

---

[*] Ce chiffre correspond au seuil du taux de remplacement des générations.

préférence). La famille nombreuse des régimes précédents conduisait, au contraire, à la misère pour tous et aucun enfant n'avait de chance de s'en sortir.

La baisse de la fécondité mondiale n'est évidemment pas homogène : 20 % de l'humanité vit encore dans une zone de forte natalité (supérieure à 4 enfants par femme), très localisée en deux bandes géographiques, l'une allant de la péninsule Arabique à l'Afrique subsaharienne et l'autre de l'Afghanistan à l'Inde du Nord, en incluant le Pakistan. Dans ces zones se fera l'essentiel de la croissance démographique mondiale des décennies à venir. Il s'agit là d'une exception notable au déclin général de la fécondité correspondant à des régions qui sont encore loin des standards occidentaux, et de l'optimisation des indicateurs de développement. Malgré cette exception, il se dégage des études démographiques de l'ONU une évolution de l'espérance humaine autour de la fécondité à deux enfants par femme. Bien que distribué de façon hétérogène, le déclin du nombre d'enfants paraît universel. Le chiffre de deux enfants semble un minimum difficile à réduire, y compris dans les régions où s'impose pourtant la dictature de l'enfant unique. S'agit-il de l'espoir irréductible d'un enfant de chaque sexe ? Enfin, la perception diffuse, surtout en Occident, d'un déclin de la fertilité, explique probablement le caractère précieux attribué à chaque enfant attendu et l'intense investissement dont il est l'objet, dans tous les milieux.

Bien sûr, toutes ces projections statistiques traitent de comportements et de projets conscients de reproduction. Elles laissent dans l'ombre le plan sous-jacent : celui du désir d'enfant authentique qui souvent échappe à la volonté. La question reste d'ailleurs posée : le vœu d'enfant demeure-t-il universel alors qu'on peut efficacement et sans danger le contrarier ? Toutes les femmes, tous les couples veulent-ils vraiment un enfant ? À l'époque actuelle, beaucoup de femmes expriment un refus de maternité biologique plus ou moins sincère. D'autres disent consciemment oui à la maternité et à l'enfant, mais leur corps s'y refuse. Ces considérations conduisent à envisager le désir d'enfant à l'échelle non plus collective, celle décrite par les démographes, mais à l'échelle individuelle, afin de tenter de comprendre la réalité fine de la fertilité telle qu'elle se présente aujourd'hui en son double enjeu biologique et psychique.

Les racines inconscientes du désir d'enfant

En France et dans les pays occidentaux, la diffusion des pratiques contraceptives et le progrès de la médecine obstétricale, qui assure la sécurité à la naissance, ont transformé le contexte du désir de procréation. Le mouvement féministe des années 1960 a orchestré et amplifié cette évolution. Les taux de natalité chutent dès l'accession à la contraception. En Italie et en Espagne, par exemple, la dénatalité a été très brutale. En France, l'âge moyen de la première maternité approche désormais 30 ans. Beaucoup de jeunes femmes ne font plus l'expérience pénible de l'avortement. Dès l'adolescence, elles connaissent au contraire, grâce à la contraception, une longue période d'infertilité volontaire. Voulus clairement, les enfants sont devenus plus rares et plus précieux et la maternité est même dorénavant un privilège parfois envié par les hommes.

L'ambivalence du désir d'enfant

Décision volontaire et facultative, le vœu d'enfant soulève cependant des difficultés inédites. Pour envisager une grossesse, il faut cesser de ne pas la vouloir. Tout commence avec l'arrêt délibéré de la contraception quotidienne. Or ce simple geste est problématique. Il faut se décider volontairement à une date et avec un compagnon donnés, sans plus laisser jouer le hasard auquel chacun s'adaptait tant bien que mal. On découvre alors que le désir d'enfant n'est pas un sentiment pur, mais toujours teinté d'ambivalence : « je veux et je ne veux pas à la fois », « je veux une grossesse » ou bien « je veux un nouveau-né » ou encore « je ne suis pas sûre de vouloir un enfant adolescent » ; ou « au terme d'un accouchement moins redouté qu'autrefois, j'exige un enfant sain et je ne tolérerai pas le handicap ; en tel cas, j'envisagerai peut-être l'interruption médicale de grossesse que la médecine moderne met à disposition ».

Désirer un enfant passait auparavant pour la traduction naturelle de l'impulsion sexuelle dans le but d'assurer la perpétuation de l'espèce, la prolongation de la famille. Ce désir tend à devenir une démarche consciente, souvent programmée. Très tôt, chaque sujet souhaite ressembler à ses parents en devenant parent lui-même, fonder une famille analogue ou contraire à la sienne. Le compagnon de vie est souvent le seul interlocuteur de la future mère, mais peu adéquat, car trop préoccupé lui-même par l'anticipation de son propre rôle paternel. Au désir d'enfant du côté maternel correspond chez son conjoint le désir de devenir père, de remplacer le sien propre. Si la jeune femme espère un bébé, la rêverie masculine concerne plus souvent un enfant déjà grand. L'attente de l'enfant n'est pas symétrique dans le couple.

Envisager une maternité signifie aussi céder à la pression sociale et familiale qui espère naturellement d'une jeune femme, d'un jeune couple, un jour ou l'autre, la naissance d'un enfant. Cette pression s'est à peine atténuée, malgré le nouveau statut social des femmes. Le devoir de filiation reste impérieux, même s'il s'accommode d'un enfant unique. Pour autant, le monde du travail est sans pitié pour les grossesses qui scandent les carrières féminines, malgré les droits et les facilités qu'offre la société actuelle ! Force est de constater que beaucoup de candidates à la maternité souffrent de cette situation nouvelle autant que leurs aînées souffraient du confinement dans des rôles sociaux subalternes du fait des maternités multiples et imposées.

La recherche psychanalytique fournit quelques éclaircissements sur ce thème en montrant que le projet d'un enfant, même conscient, est toujours infiltré de significations inconscientes qui vont être projetées sur ce familier étranger, le nouveau-né, comme autant de cadeaux de naissance de la part de ceux qui se penchent sur son berceau. Pourtant, lorsque tout se passe bien, le désir d'enfant est à peine interrogeable. Il est naturel, précipitamment accompli et vite apaisé par son objet d'élection : l'enfant naissant.

LA RÉALISATION D'UN DÉSIR INFANTILE

En souhaitant un enfant, une femme désire profondément rencontrer une espérance qu'elle est incapable de nommer, une part d'inconnu, de désir intime, mystérieux, que l'enfant à venir va incarner. Dans l'attente de la future mère, l'enfant imaginé est idéalisé. Il est supposé tout accomplir, tout réparer, tout combler : deuils, solitude, destin, sentiments de perte. L'enfant espéré est le lieu de passage d'un désir absolu. Il est l'objet par excellence. Il est ce que la femme, la plus sincère dans son refus de maternité, a un jour désiré. Il est l'enfant manquant à l'appel de celles qui, par plusieurs naissances, ont comblé leur désir de procréation, mais non leur désir d'enfant. Il est l'enfant suivant dont rêve presque toute accouchée devant son nouveau-né vivant. Le désir d'enfant paraît ainsi moins désigner un bébé concret que la réalisation du plus vivace des souhaits infantiles.

Selon les premières formulations de Freud – et celles de ses élèves, en particulier Helene Deutsch [4], mais ces notions sont maintenant dans le domaine public –, l'enfant espéré serait le substitut d'un désir infantile de la fillette d'autrefois, celui d'obtenir l'organe masculin dont elle est dépourvue par nature. À cet objet impossible, lorsque s'impose la différence des sexes, se substitue pour elle la promesse d'un enfant. Toute grossesse réaliserait ainsi l'actualisation du bébé (ersatz ou remplaçant de l'organe masculin inaccessible) que la petite fille a un jour lointain désiré recevoir de son père.

On pense ainsi à certaines grossesses radieuses où l'enfant à venir est porté triomphalement comme un fétiche phallique. La déception, voire la dépression, peut survenir après la naissance, surtout si le bébé est une fille. Le vœu féminin inconscient d'appropriation de l'organe phallique peut, à la rigueur, se satisfaire de donner jour à un enfant du sexe mâle. Cette impulsion infantile pour l'organe masculin pourrait rendre compte de la valorisation traditionnelle et universelle dont fait l'objet la naissance de garçons. Si le nouveau-né est une fille, ce désir, refoulé après la naissance, survivra dans son capital de naissance.

L'impulsion œdipienne n'est cependant qu'un versant du désir d'enfant. Ce désir s'inscrit aussi sur le versant du même sexe. « En enfantant, une femme devient sa propre mère, elle la prolonge tout en se différenciant d'elle », écrivait Groddeck, un contemporain de Freud [9]. Par le désir d'enfant, la femme donne corps au lien charnel indestructible qui l'unit à sa mère. Ce lien, qui va de ventre à ventre, date de son propre vécu utérin. En portant un enfant dans son sein, la jeune femme actualise l'expérience d'avoir été portée elle-même. Elle retrouve des contours, elle réinvente par la chair même sa propre entité [11]. La maternité est aussi une expérience de solitude qui requiert le concours et la chaleur d'autres femmes, la propre mère mais aussi les sœurs, les collègues. L'identification à une autre femme idéalisée est nécessaire à la jeune femme qui attend l'enfant. La seule femme à laquelle la jeune accouchée peut imaginer confier l'enfant si elle venait à défaillir est sa propre mère idéalisée. Le processus d'idéalisation se met en place au cours de toute grossesse, même si d'intenses conflits ont antérieurement marqué la relation entre la mère et la fille. La nécessité d'une image de référence maternelle idéale est incarnée par la présence traditionnelle des sages-femmes, et illustrée par les mythes universels. La grand-mère idéalisée est largement représentée dans la culture : sainte Anne protégeant à la fois Marie et l'enfant dans l'iconographie religieuse en est la figure tutélaire. Les conflits risquent d'ailleurs de resurgir à la fin de la trêve, après la naissance.

Au total, l'addition de l'impulsion œdipienne enfin réalisée par la gestation et des retrouvailles avec le lien charnel maternel, assure l'accomplissement et la plénitude narcissique qui donnent son prix à la grossesse. Cette racine maternelle du désir d'enfant au féminin est essentielle. Les cliniciens de l'infertilité connaissent ces femmes « amatrides », selon l'expression de François Perrier [12], privées de terre maternelle de référence, incapables de façon existentielle de reconnaître une image maternelle valorisée et de se savoir débitrices d'une dette d'existence à l'égard de celle qui leur a donné la vie.

L'attente paternelle est, elle aussi, une expérience intérieure. L'espoir d'immortalité de chacun, cette immortalité du Moi que la réalité bat en brèche, retrouve un lieu sûr en se réfugiant chez l'enfant [7]. L'attente de l'enfant avive aussi le conflit œdipien avec la génération précédente. Elle éloigne souvent le futur père de sa propre mère et exacerbe la rivalité avec son père. Plus clairement encore que chez sa compagne, désirer un enfant signifie désirer remplacer son parent, son propre père en sa place de père. De plus, l'approche de la paternité donne place à la part féminine, à la bisexualité psychique du futur père. Confronté à un nouveau-né et profondément disposé à s'engager auprès de lui, un père saura inventer les gestes maternels avec autant de talent qu'une mère. Cette aptitude maternelle de l'homme peut d'ailleurs être source de rivalité dans le couple autour de l'enfant nouveau-né. Les hommes contemporains souffrent parfois d'être limités à une fonction paternelle symbolique, pourtant traditionnelle et indispensable, puisque séparatrice entre la jeune mère et son bébé, et réclament un partage de tâches. Dans notre culture, les exemples significatifs de cette capacité sont ceux d'hommes se livrant seuls à l'élevage d'un petit enfant.

LA GROSSESSE, UNE EXPÉRIENCE MATURATIVE

Étudiée depuis peu par les psychanalystes, la grossesse se révèle comme une étape singulière pour le psychisme féminin. Paul-Claude Racamier [15], un pionnier dans ce domaine, considérait même la gestation comme une étape maturative, au même titre que l'adolescence. Selon cet auteur, les désordres psychopathologiques de certaines grossesses ne sont que l'accentuation à l'extrême de mouvements psychiques universels propres à cette période de la vie féminine. À sa suite, il a été montré que, du fait d'une transparence particulière de leur psychisme [2, 3], les jeunes femmes faisaient, au cours de la gestation, l'expérience d'une contiguïté singulière avec leur passé infantile. Comme les adolescents, elles expriment un appel à l'aide permanent auquel les praticiens sont sensibles. Elles sont envahies de remémorations d'enfance qui prennent le pas sur la réalité quotidienne et relèguent leurs investissements habituels, amoureux ou professionnels, au second plan. Des pans entiers de leurs expériences d'autrefois, des souvenirs, des sensations et des émotions oubliées, font retour avec, pour corollaire, des moments d'euphorie ou, au contraire, de détresse. Parfois ce sont des affects de tristesse qui dominent, venant donner la parole à la petite fille d'autrefois avec ses émotions passées. Pour ces jeunes femmes, le sujet de la grossesse est moins l'enfant qu'elles portent et qu'attend l'entourage, que la mémoire de l'enfant, voire du bébé, qu'elle a été autrefois. Aussi suffit-il souvent, pour dédramatiser une situation actuelle, d'exhumer un conflit passé, un traumatisme ancien. La connaissance récente de ces modifications du psychisme féminin a permis de grandes avancées dans la prise en charge médicale des femmes enceintes et dans la prévention des désordres éventuels des premières relations avec son nouveau-né.

L'ENFANT DU RÊVE

Pour les deux sexes, l'enfant est rêvé avant même d'être conçu. Le désir d'enfant trame dans l'inconscient des parents une étoffe de rêves, de secrets, de souvenirs. Des traces venues de leur histoire et même de celle de leurs ascendants vont à la rencontre de l'impulsion biologique programmée dans l'espèce. L'avènement d'un être nouveau en résulte. Certaines traces sont littérales et proches du conscient. Ce sont les lettres et les nombres qui composent les prénoms, ou les dates de naissance et de conception. Par le prénom, les parents peuvent célébrer un aïeul aimé ou un être illustre. Celui-ci prendra de l'importance dans les rêveries futures de l'enfant qui jouera avec les lettres et le sens de son prénom. Presque chaque enfant capable de lire joue au jeu de l'envers ou de l'anagramme avec son nom. Il arrive aussi que, par sa date de naissance, l'enfant soit le cadeau d'anniversaire involontaire fait à un proche, ou que cette date vienne commémorer un événement significatif pour ses parents. L'exemple classique est celui de Vincent Van Gogh né deux ans jour pour jour après le décès d'un frère aîné également prénommé Vincent. Un calcul inconscient semble présider à certaines dates de naissances, et il n'est pas rare de se découvrir un homonyme ou un ascendant de même jour de naissance, sur la pierre tombale du cimetière familial.

D'autres traces viennent rappeler des événements, des souvenirs anciens. L'enfant espéré est ainsi d'avance porteur potentiel de joies passées, de deuils ou d'amours perdus, de blessures anciennes non cicatrisées chez ses parents. Cette transmission de parts de mémoire fait partie de la parentalité normale. Par l'expérience de la parenté, par cette transmission de souvenirs, l'oubli ne peut plus s'installer. Le corps neuf de l'enfant humain est à jamais témoin du passé. Tout parent pressent confusément que les spécificités de son petit enfant lui sont étroitement liées, qu'une part ignorée de lui-même a été mise au jour dont il ne peut nier l'authenticité. Pourtant, le nouveau-né demeure unique et mystérieux. La combinaison des traces qui le précèdent reste imprévisible et toute prédiction impossible. Sujet silencieux, il fait toujours surprise. Il instaure une nouvelle organisation. Il est le lieu où le rêve se change en réalité.

Cet enjeu moderne de la parenté est la nouveauté de notre temps. Certes, la découverte de l'enfant mémoire de soi, témoin de l'humanité qui s'installe avec lui, n'a rien de neuf. Autrefois, pères et mères le découvraient progressivement dans l'élevage mutuel que représente l'éducation d'un petit humain. La nouveauté vient de ce qu'une base scientifique est donnée à cette expérience empirique ; communiquée par les médias, personne ne peut plus l'ignorer. La crainte de la révélation de soi par la réalité de l'enfant peut aussi freiner la conception, comme autrefois la peur de mourir en donnant la vie. Effroi devant ce qu'énonce Paul Valéry, « l'enfant est l'avenir de tous les souvenirs qui sont en lui ».

Pour une clinique psychique
de l'infertilité

L'infertilité est souvent le révélateur de l'existence du plan inconscient et spécifiquement humain de la fécondité. À l'époque actuelle, un paradoxe est à son comble. D'un côté, les pays développés réduisent à l'extrême leur natalité, retardent la date de la première naissance au-delà même des délais biologiques de la fécondité, voire adoptent une politique de « *no future* » au profit du confort du moment. D'un autre côté, la souffrance d'infertilité de ceux qui reconnaissent leur désir d'enfant comme une nécessité vitale, comme une indispensable transmission de soi, conduit les professionnels de la biotechnologie à déployer leur énergie inventive pour y remédier. C'est au cours des mêmes décennies que, selon les études démographiques, la limitation des naissances, parallèle à la progression de l'éducation des femmes, prend une dimension mondiale et que l'assistance à la procréation (AMP) et les pratiques dérivées disponibles s'emballent.

Malgré leurs performances, les techniques d'assistance médicale à la procréation laissent de nombreux couples insatisfaits et en analysant leurs échecs, mettent en lumière les limites de la maîtrise biologique. Un rôle complémentaire et déterminant pour la fertilité se laisse deviner : celui de processus individuels involontaires et incontrôlés. Ces forces inconscientes contrarient souvent les plans de maîtrise les mieux organisés. Elles inhibent des grossesses ardemment souhaitées. Elles en précipitent d'autres qui ne sont pas programmées. Elles jouent clairement dans le sens de l'économie psychique inconsciente du sujet, dans le sens de son désir profond, inconnu, et non plus dans le sens de son vœu d'enfant, consciemment déclaré, ni davantage dans celui de l'intérêt de l'espèce. Ce fait est nouveau au regard de l'évolution du vivant.

La stérilité naturelle était autrefois camouflée dans les familles à la fois par le secret, par les adoptions cachées et par les engendrements illégitimes. Elle se révèle en plein jour, aux XXe et XXIe siècles, grâce à la médiatisation des traitements qui visent à la pallier. Le terme de stérilité lui-même est remplacé de nos jours par celui d'infertilité. Stérilité connote une situation définitive, irréparable ; au contraire, le terme d'infertilité laisse place à tous les espoirs d'évolution, de guérison, de progrès médical. Dès lors la clinique psychique de la fertilité humaine marque sa différence avec la reproduction animale, dictée par l'instinct, par les lois biologiques et aisément dirigée en agriculture. Elle naît de la contradiction si fréquente entre la promesse biologique collective et le conflit psychique ou social qui va accueillir sa réalisation.

Ce que nous voudrions montrer ici repose sur une intuition, celle de la très grande susceptibilité de la fertilité féminine à toutes sortes de facteurs favorables ou désavantageux, qui vont du corps à l'esprit, de la progression mécanique des cellules reproductrices dans les voies génitales, aux retranchements les plus complexes du développement affectif de chacun et de ses douleurs intimes. L'échec reproductif, l'infertilité de certaines femmes, paraît être souvent l'actualisation d'une souffrance psychique ancienne. Il peut s'agir d'une douleur oubliée consciemment, mais accessible à un travail de mémoire : un traitement fait de paroles dans un contexte chaleureux et confiant peut mettre au jour un passé traumatique ancien et permettre de le travailler et de le dépasser. D'autres fois, il s'agit d'une souffrance névrotique qui infiltre d'ailleurs d'autres zones du fonctionnement psychique, relationnel et social de la jeune femme, et que le symptôme stérilité vient dénoncer avec clarté. Enfin, l'infertilité actuelle peut renvoyer à une souffrance enfouie, contemporaine des premiers mois de la vie du bébé d'autrefois devenu aujourd'hui une jeune femme en âge de procréer. Certes, en ce domaine, la recherche ne dispose d'aucune observation clinique continue, recueillant longitudinalement les faits psychiques depuis la naissance jusqu'à l'âge de la reproduction, mais nous disposons de récits anamnestiques féminins livrés au cours de psychothérapies. Nous disposons aussi des reconstructions historiques que l'on peut faire grâce à la connaissance des débuts du psychisme infantile qui se construit au sein des liens premiers tissés par chaque mère avec son nourrisson [8]. De cette éventualité se dégage l'importance accrue de l'élevage des bébés du sexe féminin qui seront les mères de demain. Il existe une responsabilité supplémentaire pour ceux qui s'y emploient. L'enjeu est, comme pour tout nouveau-né, d'en faire un être chargé d'humanité, mais aussi une femme potentiellement apte à devenir mère.

C H A P I T R E   2

Tout ce que vous avez toujours voulu savoir...

L'être multiple vit dans mon unité sombre.

Victor Hugo, *Abymes.*

Les étapes physiologiques de la conception humaine sont connues depuis le XIXe siècle. Scolarité, culture et médias en ont diffusé la connaissance et de nombreux ouvrages les décrivent en détail [1, 3]. Ces étapes s'accomplissent selon des règles biologiques, des schémas de fonctionnement imposés par la nature. Les processus de la fécondation : cycle ovarien, ponte ovulaire, périple du spermatozoïde, fécondation et nidation, se déroulent selon un montage d'une finesse digne de l'horlogerie, et pourtant d'une grande fragilité. Ces mécanismes échappent complètement à la volonté. Ils font partie des normes humaines, au point que la crainte d'une infertilité même transitoire ou occasionnelle, suscite une angoisse identitaire.

Biologie de la reproduction :
les règles du jeu

La procréation est l'une des promesses de l'espèce. Elle est à la fois l'avenir de l'individu et son espoir d'immortalité. Elle met en jeu des cellules spécifiques et des normes de fonctionnement.

LES CELLULES REPRODUCTRICES

Les cellules reproductrices des deux genres sont les gamètes dont la maturité explose à la puberté : entre 10 et 15 ans, la poussée pubertaire (croissance des seins et de la pilosité) précède les premières règles. Chez le garçon, les premières émissions de sperme surviennent un peu plus tard. Les gamètes, ces cellules spécialisées dans la fécondation sont, chez la femme, les ovules qui sont produits de façon cyclique ; leur stock est limité. Les gamètes masculins, les spermatozoïdes, sont au contraire produits en flux continu à partir de la puberté et tout au long de la vie.

Le cycle menstruel féminin est habituellement de 28 jours, mais peut varier de 24 à 35. Chaque fois l'utérus se prépare à une grossesse éventuelle. La première phase dure 14 jours, elle est dite phase folliculaire, car elle correspond à la maturation de l'ovule au sein d'un follicule ovarien (les follicules sont des sortes de petits sacs stockés dans les ovaires et contenant un ovocyte). Le follicule après avoir mûri se rompt, expulsant l'ovocyte qui sera capté par la trompe. Cette ovulation peut s'accompagner d'une sensation douloureuse. Après trois jours de vie libre, l'œuf va se nider au niveau de la muqueuse utérine. Pendant les 14 jours suivants, phase lutéale, le follicule rompu se transforme en corps jaune, composé de cellules sécrétrices d'hormones. Si une fécondation a lieu, le corps jaune assure la nutrition de la grossesse jusqu'à ce que le placenta prenne le relais au bout de 3 mois. Il s'ensuit alors une grossesse de durée programmée de 280 jours.

À l'opposé de la plupart des mammifères, la femme ovule spontanément de façon cyclique, quelle que soit la saison et pendant une trentaine d'années seulement. Hypothalamus et système nerveux central jouent un rôle certain dans le bon fonctionnement de cette horloge biologique. Des dérèglements sont possibles à l'occasion de stress ou de prise de médicaments comme les neuroleptiques qui bloquent l'ovulation. Un facteur important pour l'ovulation est, chez la jeune fille, représenté par son poids. En effet, il n'y a pas de règles en dessous de 40-42 kilos. Ainsi peuvent s'expliquer le retard pubertaire et parfois l'infertilité temporaire liée à l'anorexie ou à l'entraînement sportif intense.

De son côté, le spermatozoïde destiné à féconder l'ovule fait un parcours semé d'obstacles. La production des cellules masculines est surdimensionnée : 50 à 100 millions de spermatozoïdes par millilitre de sperme sont émis lors du rapport sexuel. Ils doivent d'abord résister à l'acidité du milieu vaginal. Les plus mobiles gagnent ensuite la cavité utérine et les plus résistants ont 24 heures de survie pour atteindre la trompe où ils n'ont de chance de rencontrer l'ovule que si leur émission et leur parcours coïncident chronologiquement avec une ovulation. On admet qu'au passage de la trompe, ils ne sont plus que 200 et que le vainqueur est parmi eux. S'il est fécondé, l'ovocyte gagne alors en 3 jours la cavité utérine où commence la gestation.

LA FERTILITÉ FÉMININE

La période féconde du cycle dépend à la fois de la capacité de l'ovocyte à attendre le spermatozoïde, ce qui représente environ 24 heures, et de la durée de vie de celui-ci dans les voies génitales féminines. Ces variables relatives expliquent qu'à chaque cycle menstruel, il n'existe qu'une chance sur quatre d'obtenir une fécondation, dans les conditions anatomiques et physiologiques satisfaisantes. Chez la femme à l'intérieur de la période féconde de 18 à 30 ans, un calcul statistique situe la fécondabilité à 25 %, c'est dire qu'il n'existe qu'une chance sur quatre cycles qu'une gestation survienne. Autrement dit, il faut compter 4 cycles pour obtenir à tout coup une grossesse. Ces limites expliquent les fausses infertilités qui cèdent au bout de quelques mois d'attente. Ce constat est statistique et de connaissance précise assez récent. Il a d'ailleurs incité les praticiens à proposer un délai d'attente de quelques mois, voire d'une année, avant de traiter pour infertilité les couples saisis par l'urgence.

Un autre constat statistique est celui de la courbe de fécondabilité féminine en fonction de l'âge. Cette courbe est optimale entre 18 et 30 ans ; elle descend ensuite, d'abord lentement, puis le stock ovocytaire s'épuise inexorablement. Ce fait biologique explique à lui seul qu'après la trentaine, des attentes soient nécessaires avant qu'une conception ne survienne. Le retard à la conception tel qu'il est pratiqué constitue ainsi et à lui seul une cause d'infertilité relative et le motif de nombreuses consultations. Passé 35 ans, la fécondité devient plus aléatoire et peut requérir des mois, voire des années d'attente. Les mécanismes physico-chimiques fins qui s'enchaînent spontanément pour permettre la conception perdent de leur efficacité ou de leur souplesse avec le vieillissement naturel et finissent par cesser d'intervenir. Implacable, l'horloge biologique est souvent déniée, surtout lorsqu'elle contraste avec la conservation d'une apparence juvénile.

Les principales causes médicales de l'infertilité féminine

Elles sont de trois ordres. Il faut citer :

1. *Les causes hormonales entraînant anovulation ou dysovulation*
– L'aménorrhée primaire, ou absence absolue des règles. Il peut s'agir d'un défaut anatomique : absence d'utérus ou d'ovaires, diagnostiquée habituellement à l'adolescence (dysgénésie ovarienne ou syndrome de Turner), ou de la présence de kystes ovariens perturbant la maturation ovocytaire. L'aménorrhée est rarement d'origine tumorale (adénome hypophysaire, l'hypophyse étant la glande endocrine qui régule le cycle menstruel).
– L'aménorrhée secondaire. Les règles ont existé, puis ont disparu depuis au moins 6 mois. La cause la plus sévère est la ménopause précoce (avant 40 ans) qui sera vérifiée par des dosages hormonaux sanguins. Plus bénigne est l'aménorrhée avec écoulement de lait (galactorrhée) liée à une hyperprolactinémie (excès de prolactine dans le sang), souvent provoquée par la prise de certains médicaments, plus rarement témoignant d'une tumeur hypophysaire. Une autre cause est la présence d'ovaires polykystiques. Enfin, l'aménorrhée hormonale est souvent le signe apparent d'une anorexie mentale avec perte importante du poids associée à une activité sportive intense (athlétisme, danse). L'hyperactivité physique combinée au stress peut aussi perturber le cycle menstruel sans s'associer à un trouble des conduites alimentaires.

2. *Les obstacles tubaires (localisés dans les trompes de l'utérus)*
– L'infection est la grande cause d'infertilité tubaire. Si les grandes salpingites bactériennes ont presque disparu en France, les maladies sexuellement transmissibles (MST) passent parfois inaperçues.

– Une cœlioscopie peut être nécessaire dans un bilan d'infertilité pour faire un état des lieux (trompes et ovaires). Elle
permet parfois de découvrir une pathologie non infectieuse, de
description plus récente : l'endométriose. Cette greffe spontanée de fragments de muqueuse utérine à l'extérieur de l'utérus
est responsable de douleurs ; elle coexiste souvent avec une
infertilité, mais ne l'explique pas toujours. Son origine psychosomatique et ses liens avec le stress sont discutés.

3. *Les causes utérines*
– Les causes cervicales (localisées au col de l'utérus)
Le col utérin est le premier obstacle que doivent franchir les
spermatozoïdes pour atteindre l'ovocyte. Les glandes du col
sécrètent la glaire cervicale qui protège, filtre et stocke les
spermatozoïdes. Infectée ou en quantité insuffisante, la glaire
ne remplit plus son rôle d'accueil des gamètes masculins. Elle
peut aussi être « hostile » aux spermatozoïdes pour des raisons
mal connues d'incompatibilité immunitaire. Le col peut encore
être obstrué par un polype. La qualité de la glaire cervicale est
appréciée par le test de Hühner et par le test de pénétration
post-coïtale (TPC). Citons enfin la possibilité d'antécédents de
conisation du col et d'endocervicites infectieuses.
– Les causes intra-utérines
Certaines malformations congénitales de l'utérus peuvent faire
obstacle à la nidation de l'œuf : c'est notamment le cas de
l'utérus bicorne ou divisé par une cloison intérieure, bien visible à l'hystérographie et à l'échographie. Parfois, là aussi, c'est
la présence d'un polype, d'un fibrome ou de synéchies (adhé-
rences secondaires à un curetage) qui doit être mis en cause.

La prescription de Distilbène (Diethylstilboestrol ou DES)
Une place à part doit être faite à la pathologie iatrogène induite par
ce médicament. Ce produit prescrit à des femmes menaçant de faire
une fausse couche de 1966 à 1980 s'est avéré responsable de malformations du col ou du corps utérins, chez les filles de celles qui
avaient absorbé le produit. Il n'est plus jamais prescrit depuis 1997.

On comprendra aisément que les grandes causes d'infertilité identifiées depuis longtemps par la médecine trouvent leur explication à chaque étape du parcours des gamètes. La fécondation a peu de chance de se produire si le cycle est perturbé ou absent (aménorrhée hormonale ou liée à une perte de poids). Elle n'en a pas davantage si existent des malformations anatomiques de l'ovaire, des trompes ou de la cavité utérine, des séquelles d'infections tubaires ou des altérations chimiques vaginales. Ces causes bien identifiées actuellement appellent des traitements médicaux spécifiques. Les infertilités suite à une infection bactérienne des voies génitales ont pratiquement disparu en Occident, mais elles restent fréquentes dans les pays médicalement sous-développés. D'autres causes plus fines (immunitaires ou génétiques) sont explorées de nos jours.

Les règles biologiques de la reproduction masculine

La connaissance du rôle du sperme dans la fécondation était déjà attestée deux millénaires avant notre ère. C'est en Grèce que se développent les premières théories. Hippocrate propose une théorie égalitaire alliant les deux semences masculine et féminine et anticipant déjà le caractère combinatoire de l'hérédité. Aristote remet cette théorie en cause. À sa suite, et jusqu'à la Renaissance, on affirmera la prééminence masculine dans la procréation, la mère n'offrant que le contenant à l'individu en formation. Au XVe siècle, les dessins de Léonard de Vinci synthétisent les connaissances de l'époque sur la copulation humaine. Mais, en 1677, Van Leeuwenhoek [21], inventeur du microscope, examinant du sperme humain, y découvre des êtres animés. Cette découverte redonne des armes aux préformistes qui vont nommer « animalcule » l'organisme humain repéré dans le sperme masculin et déjà « préformé » selon leur théorie. En 1841 [8] est adopté le terme de « spermatozoïde » ; en 1846, Kolliker [19] en précise la genèse à partir des cellules testiculaires.

Au XXe siècle, la technologie s'en saisit pour entrer dans l'ère des procréations médicalement assistées (PMA). Les troubles de la spermatogenèse ont été méconnus jusqu'au XXe siècle. La stérilité d'origine masculine n'avait pas d'existence reconnue. On l'identifie maintenant grâce au comptage du spermogramme, réalisé en 1951 par l'urologue américain John Mac Leod. On connaît ainsi les cas d'azoospermie, absence ou malformations des spermatozoïdes dans le sperme, et ceux d'oligospermie où des spermatozoïdes sont présents mais en nombre réduit, et leur comptage varie d'un examen à l'autre. Enfin, la recherche génétique donne la clé de la détermination du sexe en identifiant les paires de chromosomes sexuels, XX chez la femme et XY chez l'homme.

Le séquençage de l'ensemble du chromosome Y, spécifique du masculin, date de 2003 et sa fragilité constitutionnelle est reconnue [24]. En effet, 96 % de ce chromosome Y n'a pas de complément dans le chromosome X et au cours de la méiose (c'est-à-dire au cours de la division cellulaire des gamètes, qui comporte une importante réduction du nombre des chromosomes) le chromosome Y ne peut pas se réparer par appariement et recombinaison avec l'X. L'autre facteur de fragilité de l'Y résulte du rythme intense et du caractère continu de la production spermatique pendant toute la vie adulte. En effet, à l'inverse des ovocytes dont le stock est limité, les spermatozoïdes sont produits de la puberté à la vieillesse, au rythme d'environ 200 millions par jour, ce qui multiplie les occasions de mutations et de dégradations [6]. La fragilité du fonctionnement testiculaire est encore aggravée par de nombreux facteurs externes qui sont autant de causes potentielles d'infertilité masculine : la chaleur, les radiations et aussi les toxiques de l'environnement (solvants organiques, dioxines, œstrogènes de synthèse, certains d'entre eux entrant dans la composition de produits de la vie quotidienne). Ces influences sont d'autant plus néfastes qu'elles ne s'accompagnent d'aucun signe subjectif, d'aucun symptôme d'alarme.

D'autres facteurs d'infertilité masculine sont signalés, toujours exprimés et relayés par la raréfaction des spermatozoïdes (oligospermie). Le tabagisme et surtout le stress, qu'il s'agisse de harcèlement professionnel, de la fatigue des transports quotidiens ou d'angoisse du risque de perte de l'emploi sont facteurs d'hypofertilité. Une étude américaine récente a mis ce phénomène du stress en valeur en étudiant comparativement deux séries de grossesses trois mois avant et trois mois après le 11 septembre 2001 : elle a montré que le nombre de fausses couches spontanées était multiplié par deux sous l'effet du stress, lequel agissait autant sur un sexe que sur l'autre. On signale aussi [16] la prévalence de défauts de filiation (abandon paternel précoce, adoption, filiation cachée) chez des hommes en difficulté de procréation.

Dans les pays occidentaux et industrialisés, il existe un consensus sur l'existence d'une détérioration quantitative de la production spermatique, constatée entre les années 1970 et les années 1990. Il s'agit de baisses de concentration des spermatozoïdes allant jusqu'à 50 %. Ce point de vue alarmiste pour le sexe masculin est pondéré par certains qui

Les principales causes médicales
de l'infertilité masculine

Le spermogramme est à la source de toutes les informations que nous détenons aujourd'hui et qui permettent d'identifier les facteurs responsables d'une stérilité masculine, à savoir :

1. *Les troubles de la sécrétion des spermatozoïdes (stérilités sécrétoires)*
– L'azoospermie par tubulopathie testiculaire témoigne d'un trouble de la migration testiculaire après la naissance, de la séquelle d'une orchite (oreillons) ou encore d'une maladie génétique habituellement dépistée dans l'enfance (syndrome de Klinefelter X X Y) L'anomalie est alors lésionnelle et définitive.
– L'anomalie sécrétoire peut, au contraire, être fonctionnelle et transitoire. Responsable d'oligo-asthéno-spermie (diminution du nombre et de la mobilité des spermatozoïdes associée ou non à des formes anormales), elle reflète une varicocèle dont la cure chirurgicale se discute. Ce type d'anomalie peut avoir une origine métabolique (diabète, obésité, causes immunologiques), résulter d'une infection prostatique méconnue ou non, être liée à une insuffisance hormonale, l'hypogonadisme, ou encore s'expliquer par une atteinte génétique, portant surtout sur le chromosome Y. Cela dit, il faut bien avouer qu'aujourd'hui, l'oligospermie reste souvent d'origine inconnue.
– Des antécédents de traitements iatrogènes peuvent aussi être responsables de stérilités sécrétoires.

2. *L'obstruction des voies excrétrices dans lesquelles transitent les spermatozoïdes (stérilités excrétoires)*
Dans ce cas de figure, les testicules produisent normalement des spermatozoïdes, mais ceux-ci ne sont pas acheminés jusqu'au méat urétral, car un obstacle anatomique les en empêche. Cette éventualité représenterait 10 % des azoospermies. Cette obturation des canaux excrétoires peut avoir une cause

> soit congénitale soit hormonale. Elle peut aussi se développer à la suite d'une chirurgie pelvienne et, surtout, après un traitement par radiothérapie ou par chimiothérapie (d'où l'indication de conservation du sperme avant ce type d'intervention) ou une exposition à des toxiques environnementaux.

invoquent un éventuel phénomène cyclique. Enfin, l'impuissance et les troubles éjaculatoires ne sont pas rares qui constituent des obstacles évidents à la fécondation. Les demandes de consultation pour infertilité émanant majoritairement des femmes, ces facteurs masculins sont alors souvent non déclarés et sous-estimés. L'écrivain tchèque Milan Kundera a traité ce sujet ironiquement dans *La Valse aux adieux* [20], qui met en scène un gynécologue exerçant dans une ville d'eaux spécialisée dans le traitement de la stérilité féminine et qui recherche l'étrange petit grain de beauté sur l'aile du nez que portent tous les enfants nés de patientes guéries par ses soins...

Le retard apporté
à la première conception

Un nombre croissant de patients se plaint d'une infertilité que la biologie n'explique qu'imparfaitement et, par conséquent, risque de ne pas traiter avec efficacité. Le retard apporté à l'âge de la première conception en est souvent la principale raison. Les femmes peinent à admettre l'impératif de l'horloge biologique pour au moins trois raisons. Tout d'abord, le contexte sociologique a changé : depuis cinquante ou soixante ans, l'allongement de l'espérance de vie, la conservation d'une apparence juvénile, l'idéalisation de la jeunesse se sont imposés, tout comme le confort de la contraception et celui de la programmation des naissances. Ensuite, la réalisation scolaire puis professionnelle des femmes demeure – quels que soient les propos officiels et médiatiques – un défi difficile à relever pour celles qui souhaitent, parallèlement à leur carrière, mener une vie familiale. Après des études professionnelles ou supérieures conduisant à une place désirable dans la société, une jeune femme ne dispose en fait que de quelques années de fécondité optimale pour mettre en œuvre son vœu d'enfant. Elle risque de laisser passer cette période brève si elle hésite trop longtemps ou si elle s'installe dans une vie d'adolescente prolongée. Enfin, les hésitations à concevoir sont alimentées par l'ambivalence qui colore toujours le projet d'enfant. En outre, dans les représentations inconscientes collectives, la fécondité féminine est l'agent d'un lien permanent et charnel entre mère et fille. Cette représentation puissante défie le temps qui passe et entretient une certaine irréalité autour de la fécondité. Pourtant, la fonction reproductrice reste, statistiquement mais rigidement, encadrée dans ses périodes optimales, et la question de savoir exactement jusqu'à quel âge on peut, sans risque d'infertilité, en repousser la limite est sans réponse scientifique absolue. Au total, les femmes qui ont tant gagné en place et en rôles sociaux risquent donc maintenant d'échouer dans le domaine de la fertilité du fait de la rigidité des impératifs de la nature.

Le fait que la fécondité optimale des jeunes femmes se situe entre 18 et 28-30 ans était pourtant probablement connu de façon empirique bien avant l'arrivée des calculs statistiques. Au Moyen Âge et jusqu'au XVe siècle, les mariages se décidaient peu après la puberté et assuraient une abondante progéniture. La première mesure contraceptive connue de l'Histoire a été, au XVIIIe siècle, de repousser l'âge du mariage des filles à 20 ans et même au-delà. Ce simple retard de quelques années aurait entraîné, d'après les historiens [7, 18], une chute de la natalité de 30 à 40 % ! Cette leçon du passé a été oubliée dans l'ivresse de la maîtrise de la fécondité qu'a réalisée pour le monde développé la conquête de la contraception chimique. Celle-ci a donné aux femmes l'illusion de la maîtrise totale de leur conception et les a encouragées à passer outre les impératifs naturels de la reproduction, voire à les dénier. La plupart des femmes ont pourtant une conscience floue du déterminisme biologique et en urgence se décident à procréer lorsqu'elles atteignent 30 ans sans enfant. Passé ce terme, certaines, hors de la moyenne, auront la chance de conserver une fertilité encore intacte pendant quelques années. D'autres devront attendre une ou deux années avant de voir débuter une grossesse espérée. D'autres enfin, de plus en plus nombreuses, consulteront en infertilité. Ainsi, proposé par notre civilisation qui pousse au travail extérieur, par les exigences de la société qui laissent de moins en moins de temps à la vie intime, le retard à la première conception, au service de l'ambivalence du désir d'enfant, s'installe naturellement et conduit tout droit au recours à l'assistance médicale à la procréation (AMP) et au risque de dénaturalisation de la fécondation.

Le corps… et aussi l'esprit

Au tableau biologique déjà complexe présenté plus haut s'ajoutent des éléments contextuels récents ou anciens, familiaux, émotionnels et psychiques qui peuvent jouer un rôle imprévisible. Si la réalisation de la promesse de fertilité dépend d'une maturation biologique sensiblement identique pour chaque individu, elle dépend aussi, dans l'espèce humaine, des modalités psychoaffectives individuelles qui font la singularité et le caractère unique de chacun à l'intérieur des normes de la biologie. Autrement dit, si la procréation spontanée exige pour se réaliser des gamètes sains dans des voies génitales saines, elle exige aussi des conditions psychiques favorables. C'est la conjonction de ces facteurs d'ordre différent qui assure la fécondabilité optimale. Chacun est nécessaire, aucun n'est suffisant.

La recherche biomédicale et thérapeutique n'a porté jusqu'ici que sur la dimension organique, sur la réparation des voies génitales, sur l'amélioration de la fonction des gamètes et le développement de l'embryon. La question des conditions psychiques optimales a été longtemps laissée de côté, en raison même de la difficulté de leur approche. Leur connaissance commence enfin à progresser. Ces conditions pourraient bien être le facteur manquant dans de nombreux cas d'infertilité inexpliquée.

CONSTRUCTION D'UNE MÈRE

Du côté féminin, l'aptitude à la maternité se construit de façon complexe. Pour paraphraser Simone de Beauvoir, on peut dire qu'on ne naît pas mère, on le devient. Ce propos est discutable, en réalité, car une grande opacité règne sur le contexte psychique favorable à la fécondation. L'observation des phénomènes pathologiques illumine habituellement la compréhension du normal. En matière de fertilité humaine, les cas pathologiques et psychopathologiques éclairent, en les grossissant comme sous l'objectif du microscope, les processus de la normalité. Un champ de réflexion s'est ainsi ouvert aux premiers praticiens du psychisme qui ont accepté de sortir de leur tour d'ivoire pour aller sur le terrain médical des consultations de gynécologie étudier la sexualité féminine sous l'angle de l'un de ses buts essentiels, celui de la filiation. Les renseignements plus approfondis et plus ordonnés que Freud espérait de la science en conclusion de son article de 1932 sur la féminité [13] sont issus des observations de ces pionniers.

Le parcours du désir d'enfant se fait de mère en fille, et le propos désabusé de Nietzsche [23] « Que veut la femme ?... tout chez la femme a une solution unique, laquelle a nom grossesse » est toujours actuel. Si le désir d'enfant est au service de l'espèce et de la transmission individuelle et familiale, il est surtout un vœu suprême. Tous les désirs du petit humain peuvent converger vers ce projet : mettre au monde un enfant, l'engendrer d'une manière inconnue de lui [2, 10]. Dès la petite enfance, ce désir est partagé par les deux sexes, mais la petite, puis jeune fille acceptera l'enfant que la biologie lui propose au prix d'une évolution intérieure maturative spécifique.

Le parcours féminin vers la maternité peut se décrire en plusieurs temps. Au commencement, une première identification féminine se fait à la mère de l'origine. Le bébé fille est lié à celle qui assure la fonction maternelle – dévouement, source de vie, de chaleur et de tendresse –, celle sans laquelle le petit enfant ne survivrait pas. Ce premier lien, principalement sensoriel, a un contenu affectif et bientôt représentatif. En s'identifiant à son premier objet d'amour, la petite fille désire son tout premier enfant de sa propre mère, un petit toi à aimer. Elle est, comme le dit le poète Marina Zvétaïéva [27], « celle qui aime mieux avoir un enfant qu'aimer ; celle qui aime mieux un enfant que l'amour ». À la fin de la petite enfance, la mère merveilleuse des débuts s'efface de l'espace psychique de la fille. L'enfant fille s'éloigne de ce premier objet d'amour et désire la remplacer auprès du père dont elle souhaite un bébé. À l'étape œdipienne de l'adolescence, la mère originaire de l'amour absolu, est ainsi oubliée au profit de l'hostilité à l'égard de la compagne du père (et il s'agit souvent de la même personne). À cette étape, désirer un enfant signifie désirer la remplacer en tant que mère et en tant que femme. En effet, la mère de la période œdipienne laisse voir une féminité séductrice que sa fille adolescente lui envie. Ce faisant, la fille s'identifie à une femme capable de séduire. Cette nouvelle et deuxième identification féminine est importante pour la jeune fille, car elle lui permettra, un jour, sinon de conquérir son propre père, du moins d'avoir les arguments pour séduire un autre homme qu'elle fera père. Pour que le désir d'enfant de la petite fille n'avorte pas à l'adolescence, il est donc souhaitable que la représentation maternelle initiale de la tendresse résiste à l'étape œdipienne. Il est nécessaire que la mère des commencements ne soit pas totalement perdue, malgré la découverte de la sexualité des parents, et malgré l'attraction pour le père. Plus tard, à la fin de l'adolescence, l'amour sexuel pour un compagnon du présent lui permettra, en faisant un projet d'enfant, de réaliser la synthèse de ces deux amours anciens (ses deux parents d'autrefois).

Le désir d'un enfant chez la jeune fille résulte de la combinaison harmonieuse de trois composants et se raconte comme une charade [2] : mon premier est le désir d'être identique à la mère du début de la vie ; mon second est un autre vœu, celui d'obtenir comme elle un enfant du père ; mon troisième est la rencontre adéquate de l'amour sexuel pour un homme actuel. Mon tout est la conception et la naissance d'un enfant qui va me transformer de jeune femme en mère. Ce tout est éphémère et laissera ensuite place à de nouveaux désirs, celui d'un second enfant par exemple ou d'une carrière. Si la présomption que, par sa grossesse, la fille réalise enfin l'enfant autrefois désiré du père, est une vue classique développée par la psychanalyse, en revanche, la force du lien originaire à la mère des débuts de la vie, comme élément complètement indispensable à la filiation féminine, est souvent négligée. Pourtant cette phase préœdipienne d'attachement tendre exerce sur la jeune femme la plus grande influence [13]. Grâce à la puissance de ce lien, la maternité de la fille constitue une retrouvaille avec la mère perdue de la première enfance, et s'exprime comme un souvenir nostalgique du passé. Pour désigner l'importance de ce premier lien à la mère, antérieur à la période œdipienne, Freud proposait une métaphore archéologique : celle de la civilisation minoenne recouverte par la civilisation hellénique qui lui a succédé [12]. Les vestiges de la première culture du monde grec, recouverts par le temps, n'ont été découverts que des siècles plus tard. De la même façon, les émois intenses de la période œdipienne, que Freud met en analogie avec la civilisation hellénique, recouvrent les souvenirs préœdipiens de la toute première enfance et de la mère originaire, de la même manière que sont recouverts les vestiges minoens. Le rappel à la mémoire de cet amour ancien, sa permanence sont aussi la source d'un sentiment de gratitude durable et de la nostalgie qui teinte si souvent le désir d'enfant.

Si, à l'adolescence de sa fille, la mère n'a pas assumé son rôle de femme séductrice du père, si elle ne désigne pas son compagnon comme objet de son désir, si elle le dévalue, la fille ne va pas pouvoir se tourner vers lui. Les deux femmes, mère et fille, risquent alors de rester soudées dans un lien homosexuel inconscient peu propice à la fertilité de la fille. Deux générations de femmes peuvent ainsi être impliquées dans la constitution d'une infertilité. Au cours de cures analytiques de femmes infertiles [10], l'existence d'un conflit ancien, non soldé, liant par exemple la mère de la patiente à sa propre mère est souvent notée. Réciproquement, le premier accouchement de sa fille peut être, pour une femme mûre, l'événement crucial qui actualise un passé inoubliable toujours prêt à resurgir. Dans *La Maison de Claudine*, recueil de textes consacré à la mémoire de sa mère Sido, l'écrivain Colette [5] fait ainsi le récit pathétique de sa mère âgée en proie aux affres de l'accouchement de sa fille aînée (la sœur aînée de Colette) dont elle est pourtant séparée depuis longtemps : « Alors je vis ma mère tourner sur elle-même et battre la terre de ses pieds et elle commença d'aider, de doubler, par un gémissement bas, par l'oscillation de son corps tourmenté, et par l'étreinte de ses bras inutiles, par toute sa douleur et sa force maternelle, la douleur et la force de la fille ingrate qui, si proche et si loin d'elle, accouchait. » Une fusion identitaire intense et transitoire s'installe entre ces deux femmes : l'une accouche et souffre dans la solitude ; l'autre, sa mère, l'aide de loin de toutes ses forces. Cet élan à distance rappelle la permanence nostalgique du lien charnel entre mère et fille, identité de ventre à ventre dont tout autre protagoniste est exclu.

LE BONHEUR D'ÊTRE MÈRE D'UNE FILLE

Un élément du destin féminin est souvent négligé ou peu pris en compte : il s'agit du bonheur d'être mère d'une fille, de savoir donner à sa fille, dès le commencement, dès le stade sensoriel des liens premiers avec le nourrisson, les caresses sincères et les mots d'amour authentiques qui traduisent la joie d'être mère d'un enfant du sexe féminin. Devenue adulte, la fille retrouvera cette satisfaction déjà partagée au tout début de sa vie. Grâce au bonheur confiant de se remémorer une mère fiable et dévouée, elle pourra concevoir et engendrer sans crainte. Le personnage mythique de sainte Anne, mère de la Vierge Marie, est l'exemple même de la bonne mère des débuts. Dans la traduction des *Homélies de la Vierge* de saint Jean Damascène [17], elle est ainsi décrite. Sainte Anne est d'abord infertile et affectée d'une profonde mélancolie, elle s'accuse de ne ressembler ni aux oiseaux ni à la terre qui donne des fruits, la saison venue. Avec le temps, elle accepte le renoncement suprême : elle renonce à engendrer un enfant mâle et se trouve finalement prête à aimer et à ressentir autant de gratitude pour la venue d'une fille dont elle fera cadeau à Dieu. Cette fille sera Marie, la mère fertile par excellence, elle-même identifiée à une mère originaire prête au renoncement, identification nécessaire au développement d'une maternité harmonieuse.

Lors de ses premiers mois de vie, le corps du bébé, doté d'une sensorialité aux canaux multiples (contacts tactiles et cénesthésiques, échanges de sons et de regards, adaptation aux rythmes maternels) [4, 15, 25, 26], est le lieu d'échanges et d'interactions avec l'adulte. Le corps infantile et les soins qu'il exige constituent même la voie royale [14] de la mise en place des processus de la subjectivation humaine. L'ensemble des interactions gestuelles et sensorielles entre la mère et son bébé suscite chez ce dernier une activité de mentalisation précoce. Dès les premiers échanges, le bébé capte les sentiments authentiques et le plus souvent inconscients de celle qui le soigne. Il perçoit le niveau infraverbal de la communication. Ainsi, énoncés pourtant de façon énigmatique, les messages maternels signifiant l'intense bonheur d'avoir donné jour à une fille sont saisis par le bébé. Précocement valorisée comme être féminin, la toute petite fille acquerra l'estime de soi lui assurant la joie d'être au monde et aussi la racine authentique de son désir d'enfant futur. Les jeunes femmes ainsi portées et soignées pendant leur premier âge sont plus tard à l'écoute de leur propre corps. Elles sont confiantes en leur capacité d'être aimées des autres et de devenir mères à leur tour. L'estime de soi est un ferment important de la fécondité future.

Un conte naïf illustre la charade

Différents composants psychiques sont donc nécessaires à l'aptitude à la maternité : l'identification à une mère initiale de la tendresse tout d'abord, puis le mouvement œdipien vers le père sans que, néanmoins, le lien avec la mère d'origine soit rompu. La plupart des femmes au développement sain accomplissent ainsi leur fécondité, naturellement et sans rencontrer l'infertilité. L'enfant attendu arrive au point où convergent exactement ces trois liens : celui qui noue à la mère originaire, celui du désir phallique, ce vœu incestueux d'un enfant-cadeau offert par le père et, enfin, celui de l'amour sexuel pour un homme du présent. Toute aptitude maternelle suppose la coïncidence de ces trois éléments, mais la jeune femme n'a pas forcément conscience de leur existence. En âge de procréer, elle n'a souvent aucune connaissance des déterminants psychiques de sa fécondité. Ils échappent à sa conscience, au même titre que le fonctionnement physiologique.

Un conte populaire grec résume avec une sobre concision la thématique des trois éléments nécessaires pour devenir mère ainsi développés. Il y est question d'un couple sans enfant. La femme prie Dieu de lui en accorder un, serait-elle obligée de le porter dans la jambe. Ce vœu est exaucé et une grossesse va se développer dans sa jambe. Un jour, allant ramasser du bois dans le maquis, une épine déchire la peau de sa jambe et l'enfant en sort, une belle petite fille. La femme la couvre de son manteau, puis la néglige et s'éloigne pour continuer sa récolte. Un aigle s'empare de l'enfant et l'emporte pour l'élever dans son nid. La mère pleure beaucoup, mais ne la recherche pas vraiment. L'enfant grandit dans le nid de l'aigle, tout en haut d'un arbre, et devient une belle jeune fille. Un prince, passant par là, voit son reflet dans la rivière où boivent ses chevaux. Il lève les yeux, émerveillé par sa beauté, et tente de la faire descendre. N'y réussissant pas, il se fait aider par une vieille femme qui, avec des stratagèmes sans méchanceté, convainc la jeune fille. Le prince l'emporte alors et l'épouse. Plus tard, ils ont un fils. Mais la mère du prince qui n'aime pas sa belle-fille profite de l'absence de son fils, guerroyant au loin, pour tuer le petit enfant et chasser sa belle-fille en l'envoyant garder les oies. Au retour de la guerre, elle dit à son fils que sa femme et son fils sont morts. Le prince va pleurer loin de son palais lorsqu'il entend dans les champs une voix douce qui chantonne :

Une jambe fut ma mère
elle accoucha dans le maquis
l'aigle m'emporta
dans son nid il m'éleva
la vieille me trompa avec des stratagèmes
de l'arbre elle me fit descendre
le prince m'attrapa
chez sa mère il m'emmena
elle me renvoya avec les oies !

Le prince comprend toute l'histoire. Il bat sa mère tant qu'elle en meurt, et le jeune couple peut alors vivre heureux, mais sans enfant.

On trouve dans ce conte bien des éléments illustratifs de notre propos. La mère d'origine est tout à fait inadéquate ; stérile, elle ignore comment donner à son nouveau-né les soins élémentaires. L'enfant grandit loin d'elle et sans contact de corps à corps. Intervient le prince qui conquiert la jeune fille par ruse et avec la complicité d'une vieille femme bienveillante (une figure maternelle accessoire qui pallie l'insuffisance de la mère réelle). L'aigle représente le père de la jeune fille. Sa fonction est vicariante : il supplée à l'insuffisance maternelle, il nourrit et élève la petite fille, mais son amour œdipien exclusif la tient à distance du reste du monde. La belle-mère est la rivale qui la chasse et tue sa propre lignée, réalisant une stérilité de fait. La jeune fille faible, car mal maternée, est incapable de se défendre. Heureusement, le prince revient qui saura se débarrasser de sa mère pour construire une existence heureuse avec sa jeune épouse. Ils n'auront pourtant pas d'enfant, car la qualité de la relation initiale de la jeune femme à sa propre mère a été déficiente…

DEVENIR PÈRE

La construction de l'aptitude paternelle obéit à un cheminement différent de celui de la femme, lequel est à la fois plus linéaire et plus ardu tant biologiquement que psychiquement, et moins exposé à des erreurs de parcours. Dans l'histoire du sujet, le lien d'amour et d'identification du garçon à la mère du début de la vie est tout aussi intense que celui de l'enfant fille, mais aucune force intérieure n'oblige précocement le petit garçon à y renoncer, à prendre ses distances. Dès la fin de la petite enfance, la question de la puissance sexuelle est la question primordiale. Le contact quotidien avec son organe génital, son camarade en somme, le plaisir et l'angoisse de sa fonctionnalité, sont la grande affaire masculine [22]. Cette question est même si cruciale qu'elle camoufle souvent tout désir d'enfant, toute préoccupation d'engendrement chez l'adolescent et l'adulte jeune. Ensuite, une énergie psychique considérable est consommée à traverser le conflit œdipien fait d'identification au père et de rivalité avec lui. Plutôt que désirer un enfant, c'est devenir père en lieu et place de son propre père qui traduit au mieux la formule du souhait d'enfant au masculin. C'est au travers du désir sexuel pour une compagne que ce souhait se réalisera. Le « devenir père à la place du sien propre » prend toute sa force lorsque l'enfant attendu est un garçon, voire un deuxième garçon (que le nouveau grand-père souvent n'a pas eu).

Le désir de faire lui-même un bébé, désir que le petit garçon a éprouvé à un âge précoce, est souvent refoulé. Ce refoulement explique le refus, voire la fuite de la paternité de ceux qui préfèrent rester fils perpétuels. Chez certains hommes, l'esquive du conflit œdipien peut aussi favoriser une identification féminine prévalente d'autant que les phénomènes physiques de la gestation et de la naissance, et en particulier l'accouchement, représentent l'impossible limite de leur anatomie. La réalité de la différence des sexes peut être niée dans certains délires de paternité qui sont de véritables dénis de l'anatomie et dont la thématique centrale est précisément celle de la grossesse de l'homme, voire de l'accouchement masculin [9]. Dans tous les cas, la crainte de la stérilité est vivement ressentie comme menace d'impuissance et l'azoospermie une pathologie biologique toujours difficile à assumer psychiquement. Deux faits sont à souligner : près de 50 % des infertilités de couple renvoient à une cause masculine, seule ou associée à un dysfonctionnement féminin et généralement marquée par l'oligo- ou l'azoospermie. Enfin, par contraste avec le nombre des travaux consacrés à l'infertilité féminine, peu d'études jusqu'ici soutiennent l'hypothèse de facteurs psychiques en infertilité masculine.

L'impact de la vie psychique sur la fécondité

Il y a un temps pour chaque chose... un temps pour naître... un temps pour enfan-ter... un temps pour gémir.

L'Ecclésiaste.

Longtemps considérée comme une malédiction, l'infer-tilité reste encore de nos jours une question assez mystérieuse. Les progrès de la connaissance scientifique en ont fait une pathologie médicale et les biotechnologies qui dérivent de ces progrès permettent de guérir un certain nombre de cas. Beau-coup de situations, cependant, restent incompréhensibles pour les praticiens et irrésolues pour les patients. Le diagnostic d'infertilité est admis lorsque aucune fécondation ne fait suite à deux années de relations conjugales régulières et infruc-tueuses. Une cause biologique est alors recherchée au travers d'un bilan. Celui-ci par quelques examens paracliniques sim-ples évalue l'état des voies génitales et aussi la production et la qualité des gamètes chez les deux partenaires du couple.

Si le bilan est entièrement normal, deux politiques différentes peuvent être adoptées par les praticiens. Certains jouent la nature et, tout en proposant quelques vérifications cliniques ou complémentaires dans les mois qui suivent, attendent pendant environ une année que la fécondité spontanée se manifeste et que les obstacles inhibiteurs énigmatiques se lèvent d'eux-mêmes. Cette attitude est parfaitement justifiée si la jeune femme n'a pas dépassé la trentaine. D'autres praticiens, surtout si la femme est plus âgée et le couple pressant, envisagent dès les premières consultations un recours à l'assistance médicale à la procréation (AMP). Rappelons-le une fois encore : la seule anomalie se limite souvent au fait que la décision de conception a beaucoup tardé. La période la plus favorable pour la fécondité féminine se situe avant 30 ans, et l'âge moyen de la première grossesse juste après ce délai. Cette exigence de l'horloge biologique est difficilement acceptable à notre époque où les aléas de la vie moderne et le confort de la contraception conduisent bon nombre de femmes à retarder jusqu'à cette décennie la décision de devenir parent. Ce retard est probablement à lui seul une cause importante de l'infertilité relative qui affecte nos sociétés développées désormais dédiées à l'idéologie du travail féminin et aux études prolongées. Un certain déni des exigences physiologiques de la fertilité semble s'être emparé des pays occidentaux et de la société actuelle. Les difficultés reproductives sont là pour nous rappeler que la fertilité reste un fait de nature que l'évolution sociale peine à mobiliser. Comme le dit l'Ecclésiaste, il y a un temps pour chaque chose sous le ciel.

Psychisme et fertilité

Toutes les grandes fonctions de l'organisme humain sont susceptibles de façon exceptionnelle de réagir aux mouvements psychiques. Une émotion violente peut déclencher une crise d'asthme ou un arrêt circulatoire. Le système reproducteur et, en particulier, la fécondité féminine sont très sensibles aux mouvements émotionnels déclarés ou inconscients. Les variations de la commande de l'ovulation paraissent une bonne illustration de l'influence de la vie psychique sur la fertilité.

LA COMMANDE DE L'OVULATION

L'expérimentation animale a montré que la commande de l'ovulation appartenait au système nerveux et trouvait son siège dans la zone hypothalamo-hypophysaire. Dans l'espèce humaine, cette commande nerveuse involontaire explique probablement des phénomènes surprenants comme la synchronisation des cycles menstruels que l'on observe fréquemment dans les milieux féminins à la fois clos au monde extérieur et serrés entre leurs participantes : dans les internats de filles comme dans les prisons de femmes, les pensionnaires voient souvent leurs règles se synchroniser et survenir la même semaine. On incrimine le rôle de relais biologique exercé par des médiateurs chimiques, les phéromones. Un autre fait singulier est en faveur de l'existence de facteurs psychiques intervenant dans la fertilité : pour bien des femmes, à leur insu, la date prévue pour la naissance de leur enfant est une date non pas venue du hasard, mais involontairement commémorative d'un événement d'autrefois. Sa réapparition comme date de naissance de l'enfant prend la valeur d'une répétition du passé [3]. Ce fait clinique n'apparaît évidemment qu'en dehors de la soigneuse planification des naissances que pratiquent souvent les générations actuelles. Pour notre part, nous avons découvert cette occurrence singulière – date d'accouchement ou de prévision d'accouchement correspondant à une date commémorative – dans un contexte précis : celui des grossesses survenant après une mort néonatale. Pour beaucoup de femmes, malgré la contraception moderne, la grossesse suivante, que nous accompagnions, annonçait son terme pour une date correspondant, en date du calendrier, avec celle de l'issue tragique de la grossesse précédente.

L'anniversaire d'une perte

Marthe a mis au monde son troisième enfant, mort-né, un 3 septembre. Fort déprimée, elle décide d'en rester là, d'autant qu'elle approche de la quarantaine et pratique une contraception réputée efficace par stérilet. Elle a la surprise d'être enceinte malgré cela, et le calcul de son terme montre qu'elle va accoucher un autre 3 septembre, cinq années plus tard, jour pour jour.

Nous avons communiqué ces observations à nos collègues, accoucheurs gynécologues, sages-femmes, et il est apparu, grâce à l'expérience des uns et des autres, que ce phénomène n'était pas réservé aux grossesses réputées difficiles. Rapidement, la moisson des faits a été importante, la fréquence du phénomène rendant improbable une simple coïncidence [10]. Le calcul inconscient de la date prévue pour la naissance aurait donc un caractère plus général. Souvent, le deuil mémorable et commémoré par la grossesse n'est pas celui d'un enfant, mais celui d'un parent, père ou mère disparu, ou bien celui d'un organe vital.

L'OPÉRATION D'UN CALCUL INCONSCIENT

Si la date de naissance n'est pas volontairement planifiée, si la femme se laisse aller à devenir enceinte selon un mouvement naturel, la date prévue pour la naissance peut donc, souvent, résulter d'un calcul inconscient. Il s'agit d'une opération involontaire simple, d'addition ou de soustraction, portant sur la durée fixée par la biologie : les 280 jours de la gestation, à l'intérieur des 365 jours de l'année, qui se répètent cycliquement sur le calendrier. L'effet de ce calcul est de produire la date signifiante qui va représenter, selon les cas, un enfant perdu ou un enfant gagné, un parent perdu ou un organe vital prélevé ou bien encore sa propre naissance ou sa résurrection après un accident vital.

Célébrer son propre retour à la vie
Louise a ainsi subi l'ablation d'un rein malade et a obtenu la greffe d'un rein sain grâce à un donneur. La maternité lui est interdite par les néphrologues. La grossesse survenue malgré sa contraception habituelle vient à son terme pour la date anniversaire de son intervention chirurgicale. Pour Hortense, l'enjeu est majeur : cette très jeune femme est atteinte de polymucoviscidose pour laquelle une greffe complexe du bloc cœur-poumons a été réalisée. L'intervention a pris pour elle un caractère héroïque : elle s'est sentie revivre. En outre, elle bénéficie de l'une des premières interventions de ce type réalisées dans le monde, ce qu'elle suit attentivement sur Internet. Toute grossesse lui est médicalement proscrite. Malgré

cet interdit, malgré une contraception, elle est enceinte et l'accouchement est prévu pour la date exacte de l'intervention chirurgicale exceptionnelle qui lui a donné une deuxième fois la vie.

On peut dire, en hypothèse, que la durée des 280 jours de la grossesse, durée connue de façon immémoriale dans toutes les civilisations, a été inconsciemment enregistrée. L'inconscient est atemporel, mais il n'est pas étranger aux cycles. Il ignore le temps à l'échelle de la vie humaine, mais il tient compte du temps astronomique qui se répète à travers les saisons. Les maladies périodiques à répétition saisonnière en témoignent ainsi que les commémorations de deuil involontaires. Certains sujets tombent plus ou moins sérieusement malades lorsqu'ils atteignent l'âge du décès de leur père ou de leur mère. En outre, si l'inconscient est bien une mémoire, une réserve de signes toujours disponibles, prêts à ressurgir, la disposition cyclique du temps du calendrier est une véritable sollicitation à faire réapparaître une date du passé, prête à faire retour, prête à être commémorée si l'occasion se présente. La grossesse peut être cette occasion d'autant plus qu'elle est une période de grande transparence du psychisme aux représentations inconscientes et préconscientes [1, 3]. Cette aptitude singulière à procéder involontairement à un calcul portant sur le processus de la fécondation constitue une différence majeure entre l'être humain et les autres vivants du règne animal pour lesquels la conception paraît commandée par des facteurs biologiques purs.

Revivre le bonheur d'une première naissance
Ailleurs, la commémoration peut être celle de son propre anniversaire, date importante s'il en est, ou bien celle de l'événement heureux par excellence, la naissance du premier enfant. Ainsi, Josée voit naître son premier garçon un 7 janvier et dit : « C'est le cadeau que les Rois mages ont laissé derrière eux ! » Pendant les quatre années suivantes, une infertilité secondaire inexpliquée s'installe. Elle est enfin enceinte une deuxième fois et le calcul de son terme prévoit un accouchement pour le 7 janvier, soit cinq années plus tard, jour pour jour.

Nous insistons longuement sur ces faits, car leur constatation peu connue des milieux médicaux et psychanalytiques étaie l'hypothèse de l'existence de phénomènes psychiques involontaires capables de moduler la loi statistique de la fécondabilité à 25 %. Cette inflexion procéderait par inhibition fonctionnelle du processus naturel de fécondation spontanée en agissant sur l'une ou l'autre de ses étapes. Elle serait transitoire et plus ou moins durable. En l'état, il s'agit d'un pur constat clinique qu'aucune démonstration expérimentale n'est venue confirmer jusqu'ici, mais une telle modulation pourrait être à l'œuvre dans de nombreux cas d'infertilité sans cause organique repérable. Elle nous permet de formuler une autre hypothèse : la non-conception, d'une façon générale, répondrait à l'action d'un frein défensif, tant psychique que biologique, qui s'exercerait contre la fertilisation, à un stade ou l'autre du processus (ovulation, rencontre et compatibilité des gamètes, nidation, etc.). Dans cette perspective, l'infertilité devient une mesure défensive, un mécanisme actif de défense de l'organisme face à l'éventualité négative que représenterait inconsciemment la grossesse. Cette défense psychique a la possibilité de s'installer avec d'autant plus de force après 30 ans, lorsque l'impulsion biologique faiblit ou espace ses moments efficaces.

Psychisme et infertilité

L'ÉTAT DE LA RECHERCHE

La démarche d'attribution d'une origine psychogène à l'infertilité féminine date du début du XXe siècle et des premières formulations sur le psychisme humain. Helene Deutsch [6], élève de Freud, considérait ainsi la stérilité comme un désordre souvent fonctionnel, donc relatif et réversible au gré d'événements de vie non prévisibles. Avec les fondateurs de la médecine psychosomatique, elle notait déjà l'impact des sentiments hostiles développés par la jeune femme à l'égard de sa mère, sur sa propre fertilité. En fait, l'infertilité peut coexister avec toutes les configurations psychologiques. Qu'il s'agisse de névrose où domine la conflictualité œdipienne, d'organisation psychotique avec déni de la réalité ou de structure perverse ou psychosomatique, aucune spécificité de la psychologie ni de la psychopathologie ne peut être retenue en lien significatif avec l'infertilité. La survenue de grossesses spontanées, inespérées chez des femmes jusqu'ici stériles et qui adoptent un enfant, montre pareillement le rôle du psychisme sur la fertilité. Le même déblocage magique d'une infertilité jusqu'alors durable est encore attesté par la survenue de grossesses chez des femmes à peine inscrites en liste d'attente pour un protocole d'assistance à la procréation [9] ou après une seule consultation gynécologique d'orientation. Dans les travaux modernes, le stress, maladie du siècle, est souvent incriminé. Bien que cliniquement évocateur, le stress est un concept vague qui peut condenser toute l'histoire psychique de l'individu. Il intervient de façon importante chez de nombreuses jeunes femmes chargées de responsabilité dans les carrières de l'entreprise ou du commerce où les enjeux et les rivalités sont violents.

Plusieurs chercheurs ont apporté leur contribution dans le champ du psychisme et démontré par leurs travaux systématisés l'extrême contiguïté entre la psyché et la fertilité. Certains [7] aboutissent par des méthodes simples de psychorelaxation à un taux de grossesses analogue et supérieur à celui obtenu par les procréations médicalement assistées sur une population de femmes stériles : la simple détente du stress ferait donc autant de bien que la biotechnologie. Dans le même ordre d'idées, l'échec des essais de fécondations *in vitro* chez les femmes trop anxieuses a été démontré [11]. D'autres chercheurs [8] insistent sur la peur inconsciente qui serait repérable chez les femmes stériles de leur étude. Cette crainte de la grossesse serait même parfois l'aboutissement de la transmission de conflits refoulés sur trois générations de femmes. Tous ces travaux signalent une brûlante proximité entre le fonctionnement psychique et la fertilité.

DES FACTEURS PSYCHIQUES D'INFERTILITÉ

Pourtant, la question scientifique d'une causalité psychique en matière de fertilité a, le plus souvent, été complètement délaissée au profit de l'évaluation des conséquences psychologiques de la stérilité et de ses traitements. Il est vrai que pour les équipes d'assistance médicale à la procréation, la détresse des couples venant consulter représente souvent une urgence. Dans cette perspective, la collaboration avec les psychologues vise surtout à proposer aux patients un soutien moral pendant un parcours thérapeutique considéré comme éprouvant, ou bien à les aider à renoncer à la filiation biologique.

Certes, la question d'une causalité psychique [2] est difficile à envisager pour plusieurs raisons. Tout d'abord la méthode scientifique impose de ne prendre en compte que les résultats portant sur un grand nombre de cas en fonction d'un raisonnement épidémiologique sélectionnant des variables précises et en nombre limité. Or, le nombre de patients pris en charge par des consultations de psychologues et, *a fortiori*, le nombre de patients bénéficiant d'une psychothérapie systématisée dans un cadre précis, est forcément très limité. En outre, leur recrutement est biaisé, car l'adhésion à ces traitements suppose d'avoir surmonté les réticences et préjugés qui entourent habituellement cette démarche, autant du côté des patients que de celui des praticiens qui les invitent à consulter. L'envoi à ce type de consultation psychologique suppose à la fois une confiance acquise d'avance, et un constat d'impuissance technique de la part des consultants médicaux. Un autre biais vient du fait que les couples qui renoncent d'avance à s'engager dans le parcours d'assistance médicale à la procréation, de même que ceux qui décident rapidement d'adopter un enfant, échappent au recrutement de la recherche et, par conséquent, ne sont pas pris en compte. Un obstacle méthodologique supplémentaire naît de l'absence d'efficacité et de rapidité du traitement psychothérapeutique. Des mois, voire davantage, sont nécessaires pour faire émerger une hypothèse étiologique pertinente et, à plus forte raison, pour obtenir un résultat thérapeutique. Celui-ci, d'ailleurs, ne sera pas forcément la conception et la naissance d'un enfant à tout prix. Le résultat satisfaisant peut être un mieux-être général dont bien des couples se contentent et dont l'évaluation ferait appel à des critères plus complexes que la simple comptabilité des conceptions ou des naissances. Enfin, les études psychologiques sont toujours rétrospectives. Elles se développent lorsque la stérilité est reconnue et il est difficile de démêler ce qui, du malaise psychique constaté chez les patients, serait cause ou conséquence de leur infertilité, ou encore serait l'expression de l'amertume de l'échec des traitements. Sans parler du fait que ces études rétrospectives ne tiennent pas toujours compte de l'état psychique antérieur au constat d'infertilité.

Pour toutes ces raisons, et en dehors des situations cliniques qui associent l'infertilité à d'autres pathologies sévères et reconnues comme les troubles des conduites alimentaires (TCA), les études psychologiques ne peuvent que difficilement se soumettre aux critères scientifiques habituels, du moins lorsqu'il s'agit des cas tout-venant.

Depuis vingt ans, toutefois, le nombre des patients déçus des traitements de l'infertilité est en augmentation. La promotion et la médiatisation des procréations assistées ont fait sortir de l'ombre un grand nombre de consultants qui, autrefois, auraient accepté leur sort sans recourir à la médecine ou se seraient tournés rapidement vers l'adoption. De plus, des psychothérapeutes acceptent maintenant d'aménager le cadre thérapeutique et conceptuel de la psychanalyse classique pour s'intéresser à ces cas atypiques.

L'INFERTILITÉ PEUT ÊTRE UNE AFFAIRE DE COUPLE

À l'intérieur du couple, la femme a majoritairement l'initiative de la première consultation d'infertilité. C'est elle qui s'inquiète et ressent un fort sentiment d'anomalie si la grossesse désirée ne se présente pas. Le conjoint se prête volontiers à la consultation, mais, sauf problèmes de puissance sexuelle, il en est rarement l'initiateur.

Certains couples qui consultent ne sont même pas à proprement parler infertiles. C'est le cas notamment des non-conceptions liées à des aberrations de la sexualité, incompatibles avec la fécondation : vaginisme féminin, rapports sexuels incomplets ne concernant que les organes externes et sans pénétration ; impuissance totale ou partielle du conjoint par éjaculation trop précoce ou par phimosis, à l'exemple de Louis XVI. Une cause d'infertilité d'une grande banalité est ainsi la pauvreté de l'activité sexuelle de certains couples qui imaginent qu'un rapport sexuel unique à la bonne date doit suffire. Cela est théoriquement exact, mais l'expérience montre cependant que la fécondation survient plus volontiers au décours d'un flux de sexualité, vital et soutenu. Les biologistes proposent souvent une insémination avec sperme du conjoint (IAC) à ces couples moroses. Le taux de succès est considérable, l'IAC réalisant dans ces cas une véritable prothèse de la sexualité défaillante.

D'autres couples consultent pour infertilité et n'ont pas ou presque pas de rapports sexuels génitaux, sauf éventuellement aux dates favorables de la courbe thermique prescrite par le gynécologue [4, 5]. Si le praticien qui les reçoit n'est pas curieux, un malentendu complet risque de s'installer.

Venant en réalité se plaindre de la pauvreté ou de l'insatisfaction de sa sexualité, ce couple qui ne peut aborder ces questions de face va déplacer sa demande sur une demande d'enfant. Demander un enfant peut aussi être une façon de se plaindre, de chercher une nouvelle issue à son existence, de répondre à l'ennui d'une vie quotidienne sans joie. Parallèlement, on signale la pauvreté sexuelle des couples qui se soumettent à un protocole d'assistance médicale à la procréation, quel qu'il soit. La perte de désir, liée au stress de la situation artificielle et au malaise physique provoqué par les protocoles médicaux, est habituelle.

Un couple gémellisé

Pierre et Annie sont installés dans une parfaite relation gémellaire : depuis le lycée, ils font tout ensemble, études, travail, vie quotidienne et leur sexualité est plus que tranquille... Ils finissent même par se ressembler ! Malgré un bilan biologique satisfaisant, aucune grossesse ne s'annonce. Sans doute chacun s'est choisi son jumeau et s'étonne qu'il ne vienne pas d'enfant...

Enfin, il arrive que des couples, malgré une sexualité dans les limites d'une normalité acceptable, soient néanmoins infertiles, et cette situation paraît dépendre de leur association conjugale elle-même La question de l'infertilité serait ainsi pour la moitié des cas une affaire du couple. En dehors d'une pathologie masculine avérée, notamment l'azoospermie, il arrive souvent que tel homme soit fertile avec telle femme et infertile avec telle autre, et inversement. De subtiles synergies physiologiques sont parfois repérables : des dysfonctionnements minimes qui, pris isolément, n'ont pas de valeur pathologique, mais qui, associés à d'autres petits dysfonctionnements chez le partenaire risquent de verrouiller la fécondité du couple : par exemple une ovulation boiteuse qui rencontre une pauvreté du désir sexuel. De plus, vu de près, chacun des deux partenaires a souvent de bonnes raisons inconscientes de rester infertile. N'est-ce pas souvent la base involontaire de leur association conjugale ?

Quand chacun reste l'enfant de son parent

Ainsi Jean, 32 ans, est le soutien et l'interlocuteur principal de sa mère divorcée. Marie est l'aînée de sept enfants. Elle a élevé les petits avec son père veuf et passe ses week-ends auprès de lui. Leur infertilité sans cause organique n'étonne qu'eux. Quelle place faire à un enfant dans un couple où résident des problématiques œdipiennes aussi serrées (mère-fils et père-fille) et où, des deux côtés, un fantasme de réalisation incestueuse risque de faire barrage à la procréation ? Des couples comme Jean et Marie sont ainsi en parfaite synergie fantasmatique inconsciente, chacun pourrait être fécond avec un autre partenaire plus fertile, mais c'est justement ensemble qu'ils veulent faire l'enfant. Ils additionnent ainsi les pathologies intimes et complémentaires qui fondent leur union et cela en dépit de leurs déclarations volontaristes pour la parenté !

UN CLASSEMENT POUR ESSAYER DE COMPRENDRE

Du côté masculin, l'infertilité est facile à identifier médicalement : aucun facteur psychique de modification de la spermatogenèse n'est solidement établi. Du côté des femmes, par contre, la nouvelle clinique psychopathologique et la pratique psychothérapique aménagée conduisent à classer, de façon un peu schématique, les situations de patientes rencontrées sur le terrain des consultations selon deux regroupements cliniques : les infertilités primaires et les infertilités secondaires.

— *On considère que l'infertilité est secondaire* lorsqu'une grossesse, voire une naissance, a déjà eu lieu, mais peine à se renouveler. Une jeune femme peut notamment avoir traversé des fausses couches précoces et spontanées dans un passé récent. D'autres fois, il s'agit d'une ou plusieurs grossesses rapidement et volontairement interrompues grâce à la législation française qui permet l'avortement avant 14 semaines. La sécurité médicale de cet acte, l'avortement volontaire, ne permet pas toujours d'anticiper l'éventuel retentissement psychologique négatif pour celle qui y recourt. Dans ces différents cas, la femme a déjà fait l'expérience d'un début de gestation. Elle n'a ni identité ni vécu de stérilité. Son espoir de fécondité est intact, son narcissisme aussi. Outre l'événement gynécologique précédent, il n'est pas rare de découvrir dans l'histoire de ces femmes un élément du passé de valeur négative comme une perte ou un deuil ancien, responsable d'un effet traumatique perturbant sa fécondité. Pour cette raison, on dit aussi des infertilités secondaires qu'elles sont posttraumatiques.

— *On parle, à l'inverse, d'infertilité primaire* si la femme, malgré une activité sexuelle dans les limites de la norme et en l'absence de contraception depuis plus d'une année, n'a jamais conçu. Son organisation psychique s'apparente souvent à celle que les descriptions psychanalytiques donnent de la névrose. La souffrance de ces femmes qui n'ont jamais conçu est souvent d'une intensité bouleversante. Leur narcissisme est blessé. Elles témoignent d'une impression d'échec et souffrent d'être exclues de l'expérience de complétude narcissique qu'elles attendent de la grossesse. Un nombre plus restreint de situations d'infertilité primaire s'associe à des conduites alimentaires désordonnées : une anorexie ancienne ou actuelle ou des crises boulimiques. La question de l'image de leur corps féminin qu'il faut maîtriser à volonté semble être la thématique dominante ou exclusive de ces femmes.

Cette division en infertilités secondaires et primaires est arbitraire comme toute classification dans le domaine de la clinique. Des infertilités primaires peuvent, en effet, renvoyer à une origine posttraumatique individuelle ou transgénérationnelle, comme à une désorganisation psychique antérieure même à la névrose infantile. Le classement que nous proposons ici a souvent peu de pertinence pour les praticiens gynécologues, car il n'induit pas d'indications thérapeutiques spécifiques. Il renvoie essentiellement à l'expérience intime des consultantes et souvent ne s'exprime que dans des entretiens psychologiques. Il est cependant, en pratique, un outil de compréhension de valeur et à l'origine de précieuses pistes de recherche, comme nous allons maintenant le voir plus en détail.

CHAPITRE 4

Les infertilités secondaires

La question du traumatisme

> *Souvenir, souvenir, que me veux-tu ?*
> Paul VERLAINE, *Nevermore*.

La clinique l'atteste : il arrive qu'une infertilité survienne alors même que, conduite ou non à son terme, une première grossesse a eu lieu dans les années précédentes. Dans ce cas, la jeune femme n'a pas, comme dans l'infertilité primitive, le sentiment d'une anomalie identitaire : malgré l'inquiétude, elle se sait potentiellement fertile. La gestation perdue a pu n'être qu'un brouillon, mais elle a existé. Cette perte passée peut concerner tous les stades du processus maternel : fausse couche précoce ; grossesse extra-utérine ; avortement provoqué ; mort fœtale, souvent inexplicable et tragique, juste avant l'accouchement ; ou encore douloureuse épreuve d'une interruption médicale tardive de la grossesse (IMG) en raison d'une malformation du fœtus incompatible avec sa survie. Toutes les pathologies obstétricales sont susceptibles de provoquer, par un effet traumatique, l'inhibition d'une fécondation ultérieure. Après quoi, l'infertilité s'installe de façon durable.

Trauma et traumatisme

Suivant l'acception freudienne [9], les deux termes de « trauma » et de « traumatisme » doivent être distingués nettement. Le trauma est un événement venu de l'extérieur et dont la gravité objective est diversement appréciée. Il réalise un corps étranger, une trace dans l'histoire du sujet. Le traumatisme, lui, désigne l'effet psychique, les conséquences différées secondaires au trauma. Précisons ici que tout trauma n'entraîne pas obligatoirement d'effet traumatique et inversement qu'un effet traumatique peut être sans commune mesure avec le trauma. Ainsi, la plupart des interruptions volontaires de grossesse médicales (IVG) sont apparemment inoffensives à notre époque, surtout si on les compare aux ravages somatiques et psychiques des avortements clandestins d'autrefois. Pourtant on ne peut pas affirmer d'avance qu'un effet psychique traumatique n'en sera pas la conséquence à distance. L'événement premier, le trauma, peut, en effet, déclencher une excitation non assimilable par le psychisme dans lequel il fait effraction. Il risque alors d'en parasiter le fonctionnement habituel en produisant angoisse et dépression.

Une petite fille interprète sa mère
Anna a déjà une fillette de 4 ans. Une deuxième grossesse se termine tragiquement par la mort *in utero* du bébé, juste avant le terme. Désespérée, Anna abandonne le petit corps à l'hôpi-

tal. Elle ne lui offre pas de sépulture et tente sans succès une nouvelle maternité. Elle se décide à consulter après des mois d'infertilité. Elle en cherche la clé, et c'est sa petite fille qui la lui donne. Anna raconte en effet que l'enfant l'entraîne répétitivement vers les cimetières dans tous les villages qu'elles traversent ensemble. Elle comprend alors que l'attraction morbide de son enfant signifie qu'elle partage le poids traumatique du décès du bébé précédent. Pourtant, la fillette en a eu à peine connaissance, mais la connaissance du deuil s'inscrit ailleurs que dans les discours rationnels. Anna sera de nouveau enceinte après avoir obtenu un certificat de l'état civil et l'inscription du petit disparu sur le livret de famille, lui donnant la place qu'il mérite dans la fratrie de ses enfants.

Les premières descriptions de névroses traumatiques ont été faites après la Première Guerre mondiale chez des sujets ayant eu, en des moments précis et en raison de la violence des combats, la sensation de voir la mort en face. On sait depuis que tout événement menaçant la vie ou la fécondité peut avoir un effet analogue. L'absence de corrélation entre l'intensité de la réponse traumatique (une infertilité irréductible) et l'innocuité apparente de l'événement qui l'a déclenchée (l'événement traumatique) est d'ailleurs remarquable. On admet, par exemple, facilement qu'une mort fœtale *in utero* soit impliquée dans la survenue d'une dépression, voire d'une infertilité. Or une simple fausse couche ou une IVG réalisée dans le meilleur contexte médical peut entraîner la même conséquence : tout dépend de son impact psychique, lequel est le plus souvent méconnu ou nié.

Naître ou pas

Léa consulte pour un état dépressif sévère. Elle ressent un accablement croissant dès le lendemain d'une fausse couche spontanée, survenue au début de sa deuxième grossesse. Au cours d'entretiens psychothérapiques, elle saisit le lien entre cet événement banal et son propre rang de naissance : elle est la deuxième fille de ses parents. L'élaboration de souvenirs anciens concernant cette période la fait sortir de son état d'anéantissement et reconstruire une histoire familiale secrète. Elle en vient à se rappeler que sa mère ne souhaitait pas cette deuxième naissance et a essayé sans succès de se faire avorter. La fausse couche de Léa, aussi anodine soit-elle médicalement, a fait surgir la trace énigmatique d'un passé indicible et a entraîné l'effondrement dépressif de la jeune femme. L'élaboration de cet événement d'autrefois va lui permettre, en revanche, de guérir et même de concevoir une nouvelle grossesse. Jusque-là, pour Léa, une nouvelle grossesse, si elle s'installait, représentait un risque d'anéantissement, entrant en résonance avec l'avortement programmé autrefois par sa mère. Son infertilité était source de douleur, mais elle la protégeait aussi comme une cicatrice psychique.

Les récits cliniques témoignent souvent de l'exorbitant pouvoir matriciel dont sont dotées les femmes. La production de la vie, même éphémère, même une simple vie embryonnaire vouée à l'avortement, peut déclencher l'évocation de deuils qui ont marqué la mémoire de façon implicite. Une étude américaine [4] a ainsi observé que des adolescentes, exposées au deuil dans leur famille ou parmi leurs proches amis, développaient des grossesses non désirées et promises à l'avortement de façon statistiquement plus fréquente qu'une population du même âge n'ayant rien traversé de tel. Exposées à l'expérience émotionnelle de la perte, ces jeunes filles répondaient involontairement en produisant de la vie. Ces grossesses non voulues et les avortements qu'elles déclenchaient donnaient lieu à un scénario apparemment inattendu : la production de cellules vivantes, condamnées à disparaître à leur tour, et l'émergence d'un passé funèbre, tenu parfois au secret.

Nombreuses sont les situations analogues, dévoilées par des jeunes femmes accueillies au cours d'entretiens psychologiques précédant l'intervention dans un centre médical d'interruptions de grossesse (IVG). Ces situations semblent attester de liens profonds entre la fécondité féminine et la mémoire inconsciente des souvenirs traumatiques [12]. Or il faut savoir que ces états d'infertilité secondaire, pour peu qu'ils soient reconnus, sont souvent mobilisables. Le travail psychologique à mener consiste à faire surgir le souvenir traumatique au cours des consultations répétées, à l'user jusqu'à lui faire perdre son pouvoir effrayant et pathogène et à le lier à d'autres représentations. Les contre-attitudes positives, l'empathie du thérapeute, sont ici vivement sollicitées. L'important est de décoder le message formulé par l'infertilité.

Les brodeuses

Clio est enceinte à 15 ans d'un copain de classe ; ce sont ses premières relations sexuelles. L'interruption de cette grossesse inacceptable est vite organisée dans un cadre légal par les deux adolescents. Médicalisée, cette IVG (interruption volontaire de grossesse) devrait être inoffensive. Quelques heures après l'intervention, Clio rentre à la maison, espérant se confier à sa mère ; elle croise son regard, mais n'y décèle que du vide. D'un milieu religieux, sa mère la considère encore comme une petite fille et ne peut lui imaginer une possible fécondité, tenant sa sexualité débutante pour jeu d'enfant. Des années plus tard, Clio souffre d'une infertilité incompréhensible qui la conduit à entamer une psychothérapie. Au cours du traitement, le déni maternel – ces yeux de mère qui n'ont pu voir ni la souffrance de sa fille ni sa maturité sexuelle – sera revécu avec une surprenante fraîcheur et son effet traumatique reconnu. L'élaboration de ce souvenir apaisera Clio et la conduira plus tard à une maternité possible. Dans le film d'Éléonore Faucher, *Brodeuses*, qui met en scène une adolescente enceinte hésitant à avorter, un plan cinématographique insiste pareillement sur le regard vide de la mère, regard qui nie la grossesse de son enfant et marque le naufrage du lien maternel. C'est, au contraire, dans un atelier de broderie, auprès d'une femme chaleureuse, image maternelle substitutive, que la gestation se tissera lentement au rythme de la broderie sur soie que réalisent les deux femmes. Comme la jeune héroïne du film, Clio n'a pas reçu le soutien maternel fondateur. Le lien charnel dont l'adolescente espère un signe dans l'échange de regards ne lui a pas été signifié et l'infertilité traumatique s'est installée. L'infertilité, en tant qu'inhibition à concevoir, a été soutenue ici par une représentation intérieure persistante, une mémoire non consciente – « ma mère m'interdit sexualité et maternité ».

Dans certains cas, comme celui de Clio, la fixation au trauma, qu'il s'agisse d'une IVG, d'une fausse couche ou d'une perte néonatale, et l'effet traumatique qu'il induit, c'est-à-dire l'infertilité secondaire, sont porteurs d'un sens, d'un appel à l'amour d'un autre, ce premier autre préhistorique [14] qu'est la mère et que le thérapeute vient provisoirement incarner. Dans d'autres cas, les femmes qui souffrent d'infertilité secondaire sont très demandeuses d'AMP (assistance médicale à la procréation) et fuient les interrogations psychiques. Elles préfèrent souvent un parcours technique éprouvant à un travail d'élaboration intérieure qui ferait resurgir la douleur du traumatisme passé. Pour nombre d'entre elles, il importe même de ne pas se souvenir, de maintenir le cauchemar passé dans l'ombre ou l'oubli, voire de dénier globalement l'existence même d'une dimension psychique. Face à ce type de patientes, le praticien gynécologue n'a d'autre choix que de respecter ce refus de mémoire et de proposer la palette des technologies de la procréation. La banalisation sociale fait de même qui conseille à celles qui viennent de perdre une grossesse désirée de « faire un autre enfant pour se consoler ».

La mémoire du passé

Comment expliquer qu'une puissante inhibition à la conception puisse se développer sous l'effet traumatique de certains événements passés ? À la recherche de la pierre philosophale de l'infertilité, il faut faire un détour par les études en neurosciences qui tentent d'expliquer l'existence d'effets secondaires rattachables à un traumatisme du passé, dans une logique positiviste.

Un passé qui ne peut se dire
Beth est enceinte très jeune d'une grossesse inavouable. Elle laisse passer le délai légal et doit avorter seule et tardivement dans une ville étrangère. Des années plus tard, elle découvre son infertilité et commence une thérapie après l'échec de l'assistance médicale à la procréation (AMP). Le souvenir qu'elle

polit au fil des séances est épouvantable : solitude, malveillance, brutalité des aides de la clinique et l'impression fondée de participer à un infanticide. Le passé traumatique est l'objet central de ses séances, elle le remodèle et l'enrichit chaque fois d'un détail nouveau. Jusqu'à découvrir que la mère de sa mère a succombé mystérieusement dans cette même ville, Londres, en pleine guerre, d'un cancer de l'utérus (ou d'un avortement ?). Cette remémoration va lier son infertilité à une trace énigmatique : la disparition tenue secrète de cette grand-mère maternelle, deuil infini pour sa mère. Un lien profond et mystérieux paraît ainsi tissé entre sa fécondité et le passé de sa propre mère. Après l'émergence de cette représentation inaccessible à sa mémoire jusque-là, Beth est enceinte malgré sa quarantaine.

La question de la vie mentale est le dernier terrain de combat entre les tenants d'un neurobiologisme pur et les praticiens du psychisme dont l'objet n'est pas encore descriptible avec des outils concrets. La recherche se développe en cherchant à établir des ponts entre ces deux modèles théoriques. La question d'une base biologique positive au fonctionnement du psychisme n'est d'ailleurs pas neuve. Elle a toujours préoccupé les chercheurs. La psychanalyse elle-même se situe, dès ses débuts, dans une logique positiviste, son fondateur [4] affirmant que la psychologie disposera d'une infrastructure organique lorsque la recherche pourra mettre en œuvre, à la place des termes psychologiques, les termes physiologiques ou chimiques. En 1914, Freud [7] déclare aussi que toutes les conceptions provisoires en psychologie devront un jour être placées sur la base de supports organiques. Sous ces propos pointe l'espoir d'une intersection entre faits biologiques et faits psychiques. L'inconscient freudien pourrait-il s'inscrire au sein des neurones et du réseau synaptique qui fondent le fonctionnement cérébral. Même si un long chemin nous sépare de la démonstration de ce postulat.

Il faut cependant s'entendre sur le contenu donné au concept de mémoire inconsciente, emprunté à la psychanalyse freudienne, et comprendre qu'il diffère considérablement de l'inconscient cognitif décrit par les neurosciences [2]. Les progrès de celles-ci au cours des quarante dernières années ont permis une description des processus de conscience et de mémorisation, sans pour autant apporter des informations claires sur la question des processus de l'oubli. L'inconscient des sciences cognitives concerne la réserve de souvenirs non conscients qui sous-tendent les automatismes, les arcs réflexes simples ou très complexes et la mémoire procédurale à l'œuvre dans les apprentissages. L'exemple trivial est celui de la conduite automobile qui ne suppose plus de penser à chaque instant aux gestes à accomplir à partir du moment où ils sont automatisés. Les neurosciences ont aussi fait disparaître l'idée ancienne de partition anatomique entre les substrats de la conscience et de l'inconscient. Des phénomènes mentaux inconscients prennent leur origine dans l'activité de zones cérébrales corticales, et non plus, comme on le croyait, dans le cerveau primitif, médian sous-cortical. Autrement dit, il n'y a pas de sanctuaire anatomique de la conscience [13].

Une autre avancée des neurosciences s'est produite récemment lorsque la recherche a montré que l'agencement du réseau neuronal n'était pas stabilisé une fois pour toutes à l'âge adulte [11], comme on l'a cru longtemps. Au contraire, ce réseau se réarrange en permanence et s'enrichit au fur et à mesure de l'existence et des expériences vécues successivement par le sujet. On a souvent la tentation de comparer le fonctionnement du cerveau à celui d'un ordinateur. En fait, cette comparaison n'est pas pertinente. Dans l'ordinateur, le nombre des programmes informatiques, des algorithmes possibles est immense, mais fini et stable. Au contraire, dans le cerveau, l'accroissement de la densité du tissu neuronal se poursuit tout au long de la vie, sous réserve de l'activation de ses circuits. Le constat de la plasticité neuronale, de l'aptitude du réseau synaptique du cerveau à se moduler et à se diversifier au fil des événements de la vie, donne à croire en un nombre réellement infini de réarrangements, de combinaisons. De nouvelles possibilités voient le jour tant que le sujet est vivant. Seule la mort cellulaire vient mettre un terme à ces réarrangements.

Bien que supporté de façon analogue par le réseau neuronal, l'inconscient postulé par la psychanalyse, et théorisé aux différentes périodes de l'œuvre de Freud, diffère radicalement de l'inconscient cognitif. En effet, selon François Ansermet et Pierre Magistretti [1], l'inconscient freudien constitue une mémoire non consciente, composée de deux sortes de traces : à la réserve des traces laissées par les expériences passées, vécues par le sujet et le plus souvent oubliées, s'ajoutent, en effet, les associations multiples que ces traces développent entre elles tout au long de l'existence, associations s'évoquant les unes les autres au sein d'une plasticité cérébrale que seule limite la mort organique. Inscrit dans le réseau neuronal, l'inconscient freudien pourrait, en conséquence, être considéré comme un trésor en réaménagement permanent et, donc, radicalement hétérogène à l'inconscient cognitif procédural. Sa double inscription, celle des traces d'expériences et celle des associations que ces traces tissent entre elles, permettrait l'émergence incontournable d'une individualité psychique et mémorielle unique, à côté des déterminants génétiques. Ce constat semble permettre de postuler [2] la construction d'une réalité psychique interne inconsciente, inscrite dans le système neuronal et en décalage permanent avec les perceptions (plaisir ou déplaisir) venant autant du monde externe que du monde interne.

Ces descriptions un peu longues permettent d'entrevoir la complexité de l'inscription traumatique sous-jacente au symptôme d'infertilité secondaire. Selon Antonio R. Damasio [5, 6], certains souvenirs autobiographiques restent enfouis très longtemps, voire toujours. Lorsqu'ils parviennent à la conscience, ils peuvent paraître inexplicables, car dépourvus de liens avec les contenus conscients actuels. L'évocation consciente de souvenirs anciens peut même s'accompagner de la résurgence non contrôlée de sensations (somatiques, sensorielles) contemporaines de l'événement ancien évoqué et, donc, totalement hétérogènes à l'actualité du sujet. La mémoire serait comme un décor général et les souvenirs des éclairs souvent incongrus. Revu selon ces théories récentes, l'inconscient freudien prend une résonance biologique, l'écho des expériences passées devient intelligible et leur effet traumatique également.

Quand des traces anciennes interfèrent avec la rêverie de filiation

L'espoir, le projet d'une filiation individuelle, induit toujours une rêverie subjective qui mobilise la mémoire inconsciente. L'être humain sait qu'en procréant, il noue les fils de transmissions familiales qui, à la fois, le précèdent et, en le dépassant, le lient à l'espèce. À la mesure de cette prise de conscience, lorsque l'idée de filiation s'impose, des pans entiers de mémoire inconsciente se mettent en mouvement. L'évocation d'une grossesse potentielle allume un moteur de rêves et de ruminations. Ce processus commence dès l'évocation d'un désir d'enfant réalisable : vais-je accepter de concevoir, avec quel partenaire, et à quel moment de mon existence ? Une rêverie involontaire, inévitable, s'installe qui sera le terreau psychique de la fécondation à venir. Une expérience à forte charge émotionnelle, comme celle d'un deuil à un âge trop tendre pour qu'un travail psychique de détachement de l'objet aimé ait pu se faire, constitue un traumatisme où dominent la perte, l'abandon, et peut laisser des traces durables. Son évocation involontaire, non contrôlée par le sujet, risque alors d'entraver la disponibilité psychique nécessaire à la rêverie : au moment de rêver à l'enfant à venir, d'autres traces anciennes oubliées, mais inscrites, seront activées et s'imposeront en lieu et place de la rêverie créatrice d'enfant.

« Ariane, ma sœur, de quel amour blessé… »

Ariane est assidue auprès des gynécologues depuis l'adolescence en raison de douleurs de ventre continues, mais scandées par les périodes menstruelles, et d'une endométriose (cette mystérieuse prolifération ectopique de muqueuse utérine) reconnue, traitée et considérée comme guérie. Elle consulte pour une infertilité qui, bien que primaire, s'annonce clairement comme la suite d'un traumatisme ancien. Elle accepte des rendez-vous avec une grande réticence et raconte son douloureux passé par petites touches. Son père a disparu, victime d'un accident de la route lorsqu'elle avait à peine 4 ans… Elle a entendu dire que le crâne était fracassé… Elle n'a aucun souvenir direct de cette époque, mais sa petite enfance est marquée de maux de tête intenses, de douleurs abdominales et de visites aux médecins. Depuis, elle continue de souffrir et de consulter. Malgré cette fréquentation assidue du corps médical, aucun diagnostic organique n'est jamais retenu.

Adulte et infertile en raison de son endométriose passée, Ariane se dirige vers un programme d'assistance médicale à la procréation (AMP) dont elle attend moins un enfant qu'une rémission de ses souffrances physiques. Pendant les protocoles de traitement, les douleurs (tête et ventre) redoublent. L'amélioration ne viendra qu'après l'échec de plusieurs fécondations *in vitro* (FIV) et, surtout, après sa décision de renoncer à un enfant biologique au profit de l'adoption. Cette décision s'accompagne d'un profond soulagement. Pour Ariane, guérir de ses douleurs a pour corollaire de renoncer à sa rêverie au sujet de l'enfant de sa chair. Toute mise en mouvement d'un projet de filiation biologique entraîne chez elle la résurgence en éclairs des sensations douloureuses contemporaines de la perte paternelle d'autrefois. Pourtant cette identification à un blessé trop aimé, ce deuil irréparable impossible à mentaliser et vécu sur le mode de douleurs somatiques paraît raisonnablement hétérogène à sa réalité objective actuelle : il n'est, en vérité, conforme qu'à la permanence de sa réalité psychique.

La perte d'un être cher à une période clé de l'enfance, l'expérience ancienne d'un deuil presque oublié est exemplaire. Le deuil fait pourtant partie des banalités de l'existence humaine ; chacun y est exposé un jour ou l'autre et la réaction psychique que cet événement déclenche est naturelle. Pourtant, son interférence avec la fécondité est souvent cliniquement flagrante. Le travail du deuil est un mouvement psychique actif. Il requiert à bas bruit et sans manifestation explicite la même énergie pulsionnelle, le même investissement que l'attente d'une grossesse. Il peut aussi ne jamais s'achever. Beaucoup d'infertilités incompréhensibles s'éclairent si on se représente la disponibilité pulsionnelle intérieure, que requiert l'accueil d'une grossesse, parasitée par l'émergence de souvenirs anciens tournés vers la mort ou la morbidité.

Revenons maintenant aux neurosciences qui nous proposent [2] une métaphore saisissante : les réseaux neuronaux qui portent la mémoire de la toute première enfance seraient des noyaux autour desquels les souvenirs ultérieurs s'organisent. Des traces très anciennes pourraient ainsi être activées en totale ignorance de leur origine. Cette mémoire implicite pourrait être le lieu d'enregistrement de souvenirs profonds capables de venir parasiter la vie actuelle du sujet. À partir de ce concept de mémoire implicite, il paraît justifié de rapprocher l'infertilité secondaire d'autres cas où l'antécédent décisif est constitué par une catastrophe, parfois oubliée, ayant touché la lignée de filiation féminine à la génération précédente (mère, grand-mère, tante). De fait, les cliniciens de l'obstétrique [3] attestent de la relative fréquence des cas d'infertilité chez les jeunes femmes dont la mère est morte en couches. Ce peut être la mort maternelle à la propre naissance de la future patiente, ou à celle d'un enfant puîné. Si la mortalité maternelle a presque complètement disparu en France pour nos générations, elle sévit encore dans beaucoup de pays moins développés dont viennent aussi nombre de nos consultantes. Ailleurs, il peut s'agir d'une psychose puerpérale ayant touché la mère de la femme maintenant infertile. Dans les familles, le silence entoure habituellement les antécédents de folie de l'accouchée et son cortège sinistre d'hospitalisation psychiatrique, de peur du suicide ou de l'infanticide. Dans ces cas, tout se passe comme si la répétition du scénario de grossesse devait entraîner la même issue funeste, mais décalée d'une génération, et que l'infertilité permettait de se mettre à l'abri de ce danger catastrophique.

Quelle théorie pour notre pratique ?

Aucune famille n'est transparente, des alliances inconscientes [10] maintiennent au silence des questions qui ne sont pas posées. Quelle trace énigmatique d'un passé non dit, voire indicible, aura donc le poids pathogène spécifique d'inhiber la fertilité de l'un des enfants, de l'un de ses membres ? Qu'en est-il de la mémoire et surtout de l'oubli ? Pourquoi tant de semaines, voire des mois de travail psychothérapique, pour obtenir une remémoration décisive ? Mais la question est surtout la suivante : faut-il adhérer aux découvertes des neurosciences et admettre une inscription spécifique de souvenirs particuliers dans des réseaux synaptiques encore inexplorés ? Faut-il tabler sur une hypothétique mémoire implicite d'inscription concrète ? Une autre hypothèse neuroscientifique est séduisante et peut-être plus proche de la clinique dont nous disposons. Lionel Naccache [13] avance que cent ans après la découverte freudienne et grâce aux progrès des neurosciences, de multiples expérimentateurs ont décrit l'inconscient cognitif. Ce dernier serait tout à fait hétérogène à celui postulé par Freud. Ce que Freud désigne comme « inconscient » serait, en fait, la fonction même d'interprétation dont la vocation est de donner un sens aux éléments perçus par la vie consciente, le conscient du sujet interprétant, de façon continue, sa propre vie mentale et les éléments du réel à la lumière de ses convictions. Ce rôle du conscient serait vital pour l'économie psychique. Le modèle expérimental proposé à l'appui de cette thèse nouvelle ne manque pas d'ingéniosité. Il est illustré par les rares malades porteurs d'un « syndrome du corps calleux » (*split brain syndrom*). À la suite d'une lésion cérébrale, ces patients présentent une déconnexion de toute communication et d'échange d'informations entre leurs deux hémisphères cérébraux[*]. Cette situation de clivage interhémisphérique donne naissance à une symptomatologie rare, mais bien connue des neurologues : les yeux fermés, le patient reconnaît les objets qu'on lui met dans la main gauche, mais ne peut pas les dénommer ; en revanche, il est immédiatement capable d'élaborer un scénario donnant un sens aux gestes qu'on lui ordonne d'exécuter, de façonner une cause fictive expliquant son comportement et d'être convaincu par la crédibilité de son explication. L'auteur voit dans ce modèle anatomoclinique la démonstration de l'activité interprétative du conscient. Ce serait là l'essentiel du message freudien : la faculté d'interprétation consciente est à la source de notre vie psychique. D'ailleurs, vers la fin de sa vie, Freud, qui n'a jamais cessé de remanier sa théorie au fil de son existence, s'est éloigné de l'illusion d'une harmonie avec les données des neurosciences et a déclaré, en 1939, que la topique psychique de la théorie psychanalytique n'a rien à voir avec l'anatomie du cerveau [8]. Seule compterait donc la réalité

---

[*] L'hémisphère gauche est celui où sont localisés les centres du langage. Dans cette pathologie, l'hémisphère gauche ne communique plus avec l'hémisphère droit. Rappelons aussi le croisement anatomique des voies cérébrales.

psychique que nous créons de façon fictionnelle pour interpréter le réel qui nous est imposé.

Il faut reconnaître que le facteur d'efficacité original et essentiel du travail psychothérapique est bien la capacité du patient et du thérapeute de partager les objets psychiques et s'entendre sur les interprétations qu'ils manient ensemble, de cocréer une réalité psychique nouvelle acceptable. Nous avons nous-même insisté sur le fait que le pronostic d'une psycho-thérapie acceptée en cas d'infertilité secondaire est plutôt favorable. Chaque fois qu'un événement de haute gravité du passé personnel ou familial peut être remémoré et retravaillé, sa prise en compte au cours d'entretiens réguliers peut lui faire perdre son actualité pathogène. Cette mise au jour aide le patient à se libérer d'un poids méconnu et, en cas d'infertilité, à envisager souvent une gestation avec une nouvelle sérénité.

Que le mécanisme scientifique réside dans la mise en œuvre de la fonction interprétante fictionnelle du conscient [13] ou bien dans le réveil d'hypothétiques traces neuronales concrètes enfouies [2], il est impossible de trancher. Mais il faut reconnaître que le dénominateur commun des évolutions positives au cours d'un travail thérapeutique réside justement en l'accessibilité à la parole. Dans l'atmosphère de confiance créée par le transfert médical, ou au cours de consultations thérapeutiques, sur le modèle de celles que Winnicott déve-loppait avec les mères et leurs bébés [15], l'épisode traumati-que finit par être évoqué, actualisé, élaboré. Le thérapeute doit accepter d'être pour un temps le support du transfert, le repré-sentant de cet autre auquel le patient ne cesse de faire appel. Ce patient travail vient souvent à bout de fixations mortifères ou morbides, permettant à la vie de circuler de nouveau.

CHAPITRE 5

Les infertilités primaires

*C'est avec son ombre qu'on rembourse
à la terre sa dette d'existence.*
Hugo von HOFMANNSTHAL,
La Femme sans ombre.

Après une période variable de vie commune et autour de la trentaine, les couples décident de concevoir un premier enfant. Dans ce but, la jeune femme qui n'a jamais fait l'expérience de la grossesse, même pour une durée brève, commence par suspendre sa contraception habituelle. Le temps passe, leur projet ne se réalise pas et la crainte d'une infertilité conjugale s'insinue. Au bout de plusieurs années d'espoirs infructueux, parfois plus rapidement, au bout de quelques mois seulement, ils vont consulter un gynécologue qui confirme leur inquiétude et procède à un bilan de leur infertilité. Ce couple est entré par surprise dans le circuit de l'infertilité primaire.

Souffrir d'infertilité

Chacun considère comme un dû naturel la promesse de fertilité. Devant la résistance du corps à l'accomplir, souffrance et impatience ne vont cesser d'augmenter au fil de l'attente, surtout si le bilan clinique et les examens complémentaires ne révèlent aucune anomalie majeure que la médecine peut corriger simplement. La crainte de la stérilité induit habituellement une grande souffrance. Cette douleur morale, qui coexiste toujours avec l'infertilité primaire, est saisissante dès la première consultation. La formule insistante de ces couples infertiles, et singulièrement des femmes, est : « je veux un enfant à tout prix », « un enfant ou la vie ne vaut pas la peine d'être vécue » ou encore : « un enfant ou mourir ». Ces formulations extrêmes témoignent de l'angoisse dépressive qui les saisit. Il peut, cependant, s'agir d'un mal de vivre antérieur au symptôme, d'une douleur qui préexiste et déborde la demande d'enfant.

Bien sûr, d'autres pathologies somatiques laissent aussi deviner un malaise plus profond que le symptôme médical avancé, mais l'infertilité a la particularité de ramener sans cesse aux thèmes conflictuels de la sexualité et de la filiation. Le caractère obsédant de ces préoccupations envahit tout le champ psychique, alors qu'au contraire les autres plaintes somatiques, lorsqu'elles surviennent, ont tendance à colmater les questions de fond. La douleur morale qui s'exprime en infertilité témoigne surtout d'une vive blessure narcissique : la gestation qui se dérobe paraît l'étape la plus désirable qui soit, l'accomplissement narcissique absolu, le signe de cette complétude parfaite à laquelle toute femme a droit. Il s'agit bien de souffrance féminine, car l'homme du couple, sauf trouble associé de la sexualité, s'il se désole aussi de ne pas voir venir l'enfant, souffre moins dans sa chair que dans sa lignée. Cette douleur psychique est parfois revendicative, pressante ou transformée en rage impuissante à l'égard des praticiens. Son intensité stimule pourtant leur inventivité biotechnologique.

L'acuité de la souffrance met souvent sur la piste de processus intimes corollaires de l'infertilité et étrangers à la biologie. Lorsqu'il s'agit de femmes dont l'infertilité s'associe à des troubles anarchiques de l'alimentation (épisodes anorexiques ou d'angoisse boulimique), la souffrance trouve parfois des solutions palliatives : addiction à la mode et à la consommation vestimentaire, passion pour la parure, boulimie d'achats et même interventions chirurgicales esthétiques portant sur les seins ou le visage. Ces mesures, étrangères à la fertilité, traduisent l'importance que ces femmes attachent à leur image spéculaire. Tout ce qui améliore l'image que leur tend le miroir vise à compenser les dégâts narcissiques du manque d'enfant.

Cause ou conséquence, souffrance sociale et souffrance narcissique à la fois, l'infertilité peut aussi conduire au désespoir, aux idées de suicide ou de meurtre. Les exemples littéraires s'en sont faits souvent l'écho. Dans un texte de Frederico García Lorca, Yerma, folle de douleur et de honte de sa stérilité, finit par tuer le compagnon qui ne lui donne pas d'enfant. Caterina se laisse mourir dans le même contexte, dans une nouvelle de Moravia.

La femme sans ombre

L'opéra de Richard Strauss, *La Femme sans ombre*, sur un livret de Hugo von Hofmannsthal [5], est particulièrement explicite de cette thématique du désespoir d'infertilité. Il raconte le triste sort d'une impératrice riche et immortelle mais dépourvue d'ombre ; femme sans ombre, c'est-à-dire stérile. Cette héroïne est un être surnaturel, une fée devenue impératrice par son mariage avec un empereur mortel. Grâce à son talisman magique, elle peut incarner toutes sortes de formes vivantes, mais elle n'a pas d'ombre et ne peut enfanter. Cette évidence s'impose à elle lorsqu'elle lit sur son talisman que « sera changé en pierre celui qui ne rachète pas son destin à la terre avec son ombre ». Elle comprend et nous fait comprendre le lien entre l'ombre manquante et l'infertilité. De façon métaphorique, l'ombre projetée au-delà de soi représente le pouvoir de transmettre la vie. Au même titre, la fertilité promet la descendance : « C'est en perdant son ombre qu'on rembourse à la terre sa dette d'existence », écrit ainsi le poète. C'est donc par la maternité qu'une fille se lie à la terre, élément maternel.

Munie de cette évidence, l'impératrice se met en quête d'une ombre, quitte à la voler. Par l'intermédiaire de sa nourrice, elle tente de dérober celle d'une mortelle, pauvre et peu encline à la maternité. Elle lui offre en échange richesses et miroir. Marché de dupes évidemment. Que vaut l'image mortelle, même revêtue d'une parure, vain reflet du narcissisme, contre l'ombre, promesse poétique de procréation et, par conséquent, d'immortalité ? C'est pourtant en ces termes enjôleurs que la nourrice s'adresse à la mortelle : « Tu es l'unique, l'élue parmi des milliers, tu es celle qui saute par-dessus son ombre, celle qui a renoncé aux vaines étreintes de son mari et qui s'est dit : "Je suis rassasiée de la maternité avant même d'y avoir goûté." Tu es celle qui a choisi d'avoir un corps éternellement svelte et intact, et refusé dans ta sagesse le ventre abîmé et les seins tôt flétris. » Troc illusoire de l'éternelle jeunesse et de son reflet dans le miroir contre l'ombre fertile projetée au-devant de soi. Dans un raccourci prodigieux, le poète nous indique que la vie n'est pas un cadeau gratuit, mais porte en soi l'exigence de transmettre ce qui a été donné. Une dette circule de mère à fille, dette qui est promesse d'immortalité. Le don de la vie assure le passage inéluctable du corps maternel déclinant dans le corps renouvelé de l'enfant à naître.

LA DETTE DE VIE

La dette de vie, devoir de gratitude, est souvent évoquée dans la littérature poétique et folklorique, elle prend la forme de l'ombre du sujet ou de son double narcissique. Dans *Le Double*, Otto Rank [11] en fait un recensement exhaustif. L'ombre est régulièrement cette part de soi que l'on troque illusoirement contre la fortune ou la jeunesse. Ailleurs, ce terne reflet mystérieux se rend indépendant et peut venir tourmenter son ancien possesseur, comme Peter Schlemihl dans la nouvelle de von Chamisso, *L'Histoire merveilleuse de Peter Schlemihl ou L'homme qui a vendu son ombre* [14]. Quant à la perte de l'ombre, elle correspond toujours à une menace de mort.

Cette dette d'existence, que l'enfant va littéralement incarner, renvoie bien à un fait confirmé par l'observation clinique : par l'engendrement, et singulièrement par le premier enfant, les femmes accomplissent leur devoir de gratitude à l'égard de leur propre mère. Elles lui donnent souvent, pour un temps, leur premier enfant à élever. Curieusement, la culture freudienne diffusée dans le public tend à ne retenir du désir d'enfant que la perspective œdipienne (perspective bourgeoise en quelque sorte) : c'est bien de son père que la fille devenue adolescente souhaite un petit, à l'instar de sa mère qui a porté les enfants de son conjoint. Ce désir de l'époque œdipienne vient cependant recouvrir, chez la fille, un vœu bien plus profond d'identification à sa mère du commencement, image originaire, premier modèle et premier amour.

Une adolescence interminable

Rose consulte pour la première fois à 44 ans. Adolescente attardée, elle n'a pas vu passer les années et souhaite depuis peu un enfant. Après une fausse couche spontanée, elle consulte dans un grand centre d'aide à la procréation et découvre son âge ! Elle a trop tardé à décider une première grossesse au regard de l'exigence biologique et n'est plus acceptée dans aucun protocole biotechnologique. Issue d'un milieu d'immigrés ruraux où les filles comptent peu, elle a quitté la tradition familiale représentée par ses frères et par sa mère qui règne toute-puissante sur le foyer paternel. Elle s'est évadée vers la grande ville et ses vanités et vient à peine de rencontrer un compagnon aussi digne d'être père que le sien propre qu'elle idéalise grandement. En quelques entretiens thérapeutiques, Rose renoue intérieurement avec une autre représentation, celle de sa mère âgée, triste, accablée par la vie domestique et souhaitant pour sa fille un autre destin. Ces évocations sont, à sa grande surprise, chargées d'émotion et de pleurs.

Elle réalise qu'un petit enfant éclairerait les jours de sa vieille mère. Une grossesse vient au bout de quelques mois exaucer ce souhait.

L'histoire de Rose rappelle à quel point l'identification à la mère originaire constitue un mouvement important dans le déclenchement et le maintien d'une gestation. Chez cette femme, cette identification s'est éveillée et déployée au cours de la thérapie. À l'adolescence, période critique dont l'enjeu est la conquête d'une identité féminine, la mère était le modèle à la fois enviable et haï, monopolisant pour elle seule le pouvoir de génitrice. Ces attributs la paraient de toute-puissance aux yeux de son enfant encore infertile. Cette situation peut durer, comme pour Rose, jusqu'à ce que devienne possible la première maternité qui va boucler l'adolescence prolongée. Même tardive, c'est la première naissance qui signe l'achèvement de l'adolescence féminine. Il se produit alors une bascule des identifications, des retrouvailles avec une autre image maternelle, celle qui a donné les premiers soins, celle de la tendresse originaire.

RECONNAISSANCE DE LA DETTE

L'essentiel de la psychothérapie, moteur du changement pour ces femmes dont le lien maternel d'origine est aléatoire et douloureux, est d'accéder à une autre représentation. Grâce au travail de remémoration et d'associations d'idées que propose la psychothérapie, il devient possible d'évoquer la vulnérabilité de leur propre mère et de penser le lien de gratitude qui les lie à elle.

Le deuil figé

Nous connaissons Eire depuis deux années. Elle paraît pétrifiée tant dans son énergie vitale que dans sa force reproductive par un deuil très ancien. À l'âge de 10 ans, elle chahutait avec sa petite sœur dans la ferme familiale. L'enfant a fait une chute mortelle. Peu après, Eire est allée en pension et n'a plus jamais vécu dans sa famille. Le souvenir de la sœur disparue est figé, comme elle-même. Deux tentatives de psychothérapie ont tourné court. Elle a aujourd'hui 42 ans et n'a jamais conçu d'enfant malgré un mariage satisfaisant. De la mère de son enfance, elle produit un seul souvenir stéréotypé : celui d'une femme très grande et trop belle, qu'elle jalousait vivement. Un jour, Eire s'écroule enfin : il lui revient brutalement en mémoire le souvenir de cette même mère effondrée par le deuil de son enfant et les innombrables visites au cimetière. Eire pleure : « Je ne veux surtout pas avoir d'enfant, car je ne peux pas risquer de vivre ce qu'elle, ma mère, a vécu en perdant ma sœur. » Quelques semaines plus tard une grossesse débute. Signe miraculeux de retrouvailles avec l'image si longtemps déniée d'une mère brisée et perdante.

L'essence de la maternité est pour une part faiblesse, perte, dénuement. Derrière la mère de l'adolescence de la phase œdipienne, se dessine une représentation maternelle archaïque dont l'aptitude au renoncement est un attribut essentiel, une mère d'origine, suffisamment faible, et dont le modèle inconscient s'établit tout naturellement chez celle qui développe des maternités harmonieuses. Au contraire est amatride celle à laquelle manque la représentation de ce dénuement maternel originaire. Ce manque fait obstacle au sentiment de gratitude et à la capacité de transmettre la vie.

Infertile, car amatride

Pour certaines femmes, en effet, il est impossible de s'accepter faites de la même façon que leur mère. Elles ne peuvent assumer d'être issues d'un ventre devenu infécond, mais qu'elles portent aussi en elles. Pour leur plus grand malheur, elles maintiennent ainsi le fantasme de l'éternelle fécondité de leur mère. Elles sont amatrides, comme d'autres sont apatrides, privées de terre maternelle de référence. Amatrides, vides de toute référence à une image maternelle originaire de fragilité. Ces femmes auxquelles « le mythe, la légende, l'idéalisation de la mère ont manqué » [10] ne peuvent même pas supporter de savoir qu'on pourrait, en les aimant, aimer en elles quelque chose de leur propre mère. Pour que sa propre mère devienne un mythe narcissisant de soi-même, il faut pouvoir l'accueillir faible, vaincue, perdante, aimée parce que démunie, à l'inverse des représentations forgées à l'adolescence. Les images de toute-puissance maternelle restent actives et indestructibles chez bien des femmes infertiles. La représentation d'une mère suffisamment faible est pourtant nécessaire pour recevoir en cadeau l'enfant qui scelle la dette liant les deux femmes, la fille à la mère, au travers des générations.

L'écume des jours

Slime a dépassé 40 ans. Sa vie sexuelle est multiple, mais aucun lien conjugal durable ne s'est établi et son seul fil existentiel est celui qui l'unit haineusement à sa vieille mère. Sa première enfance a été chaotique : pas de couple parental, des nourrices mercenaires successives et des maladies dites d'enfance à répétition, accompagnées de moments d'angoisse quasi agonique. Elle refuse d'avance la maternité biologique qui, elle le pressent, la contraindrait à remémorer et évoquer sa propre vie de bébé. Elle entreprend avec succès une procédure de demande d'adoption d'un grand enfant et part visiter un orphelinat d'Amérique centrale. Sur son chemin, elle se lie à un homme prêt à s'engager auprès d'elle et une grossesse totalement imprévue débute.

C'est alors qu'elle consulte dans un état psychique alarmant fait d'angoisses de dévoration, du sentiment d'être possédée de l'intérieur par un monstre protéiforme rappelant « Alien », une sorte de nénuphar géant qui lui ronge la poitrine. Elle cite volontiers *L'Écume des jours* de Boris Vian. Elle supplie qu'on lui retire ce parasite dont la présence l'obsède. Les moments de dépersonnalisation et les idées suicidaires sont si intenses qu'une interruption médicale de grossesse est projetée. Fort à propos, une fausse couche spontanée survient qui met fin à la symptomatologie clinique. Soulagée, Slime décide d'aller seule chercher l'enfant adoptif qu'elle ne veut partager avec personne.

Une énergie défensive peu commune a mis cette femme à l'abri de toute conception, puis lui a fait rejeter la grossesse débutante comme une menace psychique pesant sur elle comme une menace de mort. Dans le même ordre d'idée, les praticiens attestent aussi, avec surprise, du profond soulagement de certaines femmes au dernier échec de fécondation *in vitro* qui signe le renoncement à tout protocole d'assistance médicale à la procréation. Certaines sableront même le champagne, vaguement conscientes d'avoir échappé à un immense danger !

LES GROSSESSES INTOLÉRABLES

L'identification maternelle a une traduction anthropologique et trouve son expression traditionnelle dans les coutumes humaines ayant trait aux naissances. Pas plus que la mort, la naissance n'est laissée au hasard dans aucun groupe humain. L'étude des rites de naissances [1] indique que chaque civilisation spécifie lieux, meubles et assistants consacrés à l'événement. La maternité hospitalière que nous connaissons avec son équipement moderne est la forme présente de cette habitude traditionnelle. L'institution d'assistantes aux naissances, devenues sages-femmes depuis quelques siècles, est universelle. Dans les civilisations les plus primitives, la femme sur le point d'accoucher se retire dans un camp réservé avec quelques femmes traditionnellement désignées (grand-mère, belle-mère, cousine croisée). Ces assistantes sont la représentation même d'une présence maternelle chaleureuse qui contient l'accouchée en ce moment crucial. Chez l'être humain, les faits biologiques sont ainsi régulièrement repris par la culture.

À l'inverse, l'échec des retrouvailles maternelles que doit instaurer la maternité, le déni de la dette d'existence qui lie à la mère d'origine, ou la mémoire, à peine consciente, d'un début de vie difficile ou carenciel, sont souvent corrélés à des ratés de la fertilité ou à des grossesses insupportables si jamais elles surviennent. De façon non exceptionnelle, les praticiens sont confrontés à une demande d'interruption de grossesse alors même que l'enfant était ardemment désiré. Une gestation obtenue de façon un peu forcée grâce à l'assistance médicale (AMP) peut ainsi se transformer au bout de quelques semaines en demande d'interruption de grossesse. Malgré le paradoxe de cette situation – demandes successives par la même femme d'assistance médicale à la procréation, puis d'interruption volontaire de cette même gestation –, les praticiens y consentent tant l'angoisse déclenchée par la réalité du début de grossesse est intense. Les défenses psychiques sont débordées, quel que soit le vœu précédent et volontariste d'un enfant. L'interruption de la grossesse intervient alors comme une mesure nécessaire pour protéger la femme contre une angoisse psychotique, voire un passage à l'acte suicidaire.

Un lien originaire défaillant

Minnie vient demander l'interruption d'une grossesse de dix semaines obtenue par FIV (fécondation *in vitro*). Elle souhaite ou croit souhaiter vivement un enfant. Elle a un compagnon et ses conditions matérielles sont confortables. Elle est cependant étreinte d'une angoisse inexprimable qui lui fait craindre de s'effondrer si la grossesse se poursuit et ce symptôme ne lui laisse aucun repos. Le récit de vie qu'elle égrène est une longue suite de malheurs. Unique enfant d'un couple de la jet-set, elle a bénéficié dès sa naissance de placements nourriciers coûteux et répétés afin de ne pas entraver la vie mondaine de ses parents. Elle considère que ces derniers auraient volontiers accueilli un garçon. En outre, ils sont décédés précocement. De cette série de malheurs, Minnie acquiert la certitude sans appel de ne pouvoir être aimée de personne. Sa vie amoureuse est une longue suite d'échecs. Le père de l'enfant est routier et lorsqu'il revient à la maison, elle l'accable de reproches qui sont le registre habituel de ses échanges avec tout interlocuteur.

Chez cette femme, la demande paradoxale d'avortement après FIV prend le sens de tenter de tuer sa mère à l'intérieur de soi : plutôt interrompre volontairement la grossesse et, au nom d'une hostilité maternelle déclarée, risquer de se mutiler que laisser s'installer une gratitude qu'il faudrait reconnaître. En raison de son parcours vital désolant, de ses placements successifs auprès de nourrices indifférentes, Minnie a escamoté l'étape décisive du lien premier avec une mère tendre et soignante. Au contraire, la grossesse remet en scène l'expérience du chaos qu'elle a connue autrefois : bébé en détresse dont le sentiment de continuité d'existence a été menacé par un environnement maternel inadéquat et discontinu. On mesure l'impact de cette période initiale sur le destin ultérieur de cette enfant non désirée en tant que fille et en tant que future mère.

UNE DÉFENSE CONTRE LA FERTILITÉ

L'infertilité peut répondre à un mécanisme biologique se situant à n'importe quel étage du processus général de la fécondation. Une inhibition à la fertilisation peut emprunter les voies de la physiologie et de la physiopathologie pour s'exprimer. Les biologistes observent successivement des dysfonctionnements touchant l'ovulation, de l'anovulation à toutes les formes de dysovulation possibles, ces cycles irréguliers qui défient le monitorage de la fécondation. Ensuite, il peut s'agir d'incompatibilités entre les gamètes mâle et femelle où l'on incrimine tantôt la mauvaise qualité de la glaire cervicale, tantôt des facteurs immunitaires mal connus. Enfin, ce peut être la mystérieuse endométriose. On assiste donc à une suite d'obstacles biologiques à la réalisation de la grossesse ou de la maternité, et ces obstacles s'additionnent ou se succèdent souvent de façon inexorable. Leur cortège réalise un véritable défi aux soins biologiques et témoigne d'une inventivité somatique qui fait soupçonner le génie d'un mécanisme défensif contre la fertilité et qui fait feu de tout bois. Ce genre de parcours médical est assez banal ; chacun y joue sa partie. Comme souvent, sous couvert de diagnostics successifs, l'inhibition à la fécondation emprunte à chaque étape une voie biologique différente pour faire échouer le projet procréateur jusqu'à ce que la fécondation *in vitro* ne force la dernière résistance.

Quand la biologie s'en mêle

Nina va dédier complètement cinq années de sa vie à la mise au monde d'un seul enfant. Cette femme a 37 ans lorsqu'elle consulte après vingt ans d'exil et de longues études en France. Elle a délibérément retardé la date d'une première maternité, privilégiant la rencontre d'un compagnon idéal et le succès de sa carrière. Elle a quitté son pays d'origine en raison de l'intensité du conflit qui l'oppose à sa mère, décrite comme dictatoriale, et à son père, un brave homme effacé. Les diagnostics d'infertilité vont alors se multiplier au gré des consultations. Ce sera d'abord une dysovulation rebelle, puis un soupçon de ménopause précoce – annonce qui la met dans une rage telle qu'elle est adressée en psychothérapie. Elle va y exprimer sa violence à l'égard du corps médical dont elle attend des solutions rapides et plus radicales (une fécondation *in vitro* ou un don d'ovocytes). Au cours des séances de thérapie, elle explose littéralement de colère contre chacun et particulièrement contre sa mère, contre le médecin, contre son compagnon. Ce dernier ayant traversé une période de faiblesse et même d'impuissance, des inséminations avec sperme du conjoint (IAC) sont proposées, plusieurs mois de suite, mais sans résultat. Les médecins exploreront longuement ensuite une incompatibilité de rencontre des gamètes. La fécondation *in vitro* sera finalement proposée et lui donnera un bébé. Un *happy end* très chèrement gagné.

Recours à la théorie psychanalytique classique

Il est assez rare qu'une femme infertile s'engage dans une cure psychanalytique classique et prolongée, aussi les documents cliniques exhaustifs restent-ils exceptionnels. Le plus souvent, la rencontre entre le sujet infertile et le psychanalyste se fait lorsque ce dernier sort de son espace habituel pour des consultations thérapeutiques sur le terrain de la gynécologie. Une situation paradigmatique de l'infertilité féminine semble néanmoins être constituée d'une organisation psychique en névrose de caractère autour d'un noyau dépressif [3]. La souffrance narcissique de ces femmes, pourtant intense, fait l'objet de leur déni. Ce déni s'exerce d'ailleurs à l'égard du fonctionnement psychique dans son ensemble et les rend très friandes de solutions techniques n'impliquant que le corps et sa physiologie. Leur désir d'enfant insatisfait est responsable d'un sentiment de frustration, source d'une violence faite de dépendance rageuse à l'égard de leur mère et de haine pour les autres femmes enceintes. Il s'ensuit souvent une demande d'escalade thérapeutique afin de faire cesser l'angoisse. Les médecins ont parfois du mal à temporiser la fécondation *in vitro* qui ne s'impose pas au début du traitement. Chez ces femmes, la structuration œdipienne est insuffisante et le lien à leur mère, exclusivement œdipien, dévorant, dictatorial, les enferme dans une relation inconsciente homosexuelle avec celle-ci.

C'est dire que manquent deux temps essentiels de la charade : d'abord les retrouvailles avec la mère initiale de la douceur ; ensuite la rencontre avec un compagnon fiable et actuel, qui est également barrée par le discrédit touchant les hommes et, en particulier, leur père, personnage faible et dévalué par la mère. Faute d'une représentation satisfaisante de leur féminité, ces femmes réclament un enfant comme un pur prolongement d'elles-mêmes. Elles ne savent imaginer qu'un enfant identique à leur propre image, non modifié par le caractère radical de la rencontre avec l'autre sexe, avec un compagnon estimé. En période postnatale, les désillusions de cette reproduction de soi-même ne manqueront pas de survenir. On comprend que ces patientes, si dénégatrices du lien psychique, ne nouent que rarement une relation thérapeutique durable ; plus souvent, elles interrompent rapidement les consultations. Elles revivent leur conflit et leur dépendance haineuse et insupportable à l'égard de leur mère, transférés sur la personne du thérapeute. Dans le travail analytique, s'il a cependant lieu, émerge parfois un vrai et authentique refus de l'enfant permettant au thérapeute de valoriser certaines sublimations. Ce refus profond de l'enfant biologique prend son origine dans la mémoire souffrante d'une relation défaillante avec la mère originaire. Le désir d'enfant qu'elles expriment n'était qu'un pur désir de rejouer ses propres débuts dans l'existence, d'être une fois encore, soi-même, ce bébé sans défense, et non pas de donner la vie à un enfant étranger. Toutefois, dans l'ensemble des cas, ce travail est obéré par la violence et le goût des ruptures contribuant au déni du psychisme et au choix de solutions thérapeutiques médicales activistes de l'assistance médicale à la procréation (AMP).

LE MYTHE D'ÉLECTRE

Ces femmes qui éprouvent une hostilité maternelle si vive et si souffrante font penser au personnage mythique d'Électre, dans l'œuvre de Sophocle. Électre est tragiquement seule, livrée à la haine qu'elle porte à Clytemnestre, sa mère. Elle lui reproche d'avoir chassé Oreste, son jeune frère, afin d'interrompre la lignée paternelle d'Agamemnon, que Clytemnestre a d'ailleurs assassiné de ses propres mains avec l'aide d'Égisthe, son amant. Dès l'ouverture, tout est dit : « Sans enfants, malheureuse et sans mari… » Les gémissements d'Électre signalent l'intensité de sa plainte dépressive. Elle « verse des pleurs éternels sur son père infortuné » et s'adresse ainsi à sa mère, cette tueuse d'hommes qui ne songe qu'aux plaisirs du lit : « Tu n'es pas une mère pour moi, tu es un tyran. » La scène introductive de la tragédie de Sophocle fait penser au contenu de la première, et parfois unique, séance chez le psychothérapeute, de femmes infertiles en souffrance [7]. Séance unique, car l'essentiel est dit de leur malheur intime auquel elles sont souvent solidement fixées.

Comme Minnie, comme Nina, comme tant d'autres femmes infertiles, Électre tient à son récit, elle tient au tableau qu'elle brosse de Clytemnestre : une mère délaissant sa progéniture pour se tourner vers les hommes, une mère qui n'a jamais témoigné du bonheur d'être mère d'une fille, une mère qui ne l'a pas entourée de ses caresses. Dans un contexte de maternité sans désir ni plaisir et sans soins maternels valorisants, le bébé fille ne peut s'identifier à une mère de douceur, car s'identifier, c'est prendre en soi les qualités que l'on admire chez l'autre pour les transformer en ses propres qualités. Les gémissements d'Électre, comme ceux de nos patientes, signifient certainement la douleur de stérilité, le besoin tenaillant d'un enfant, mais aussi, et cela de façon bien moins consciente, la plainte désespérée, l'appel revendicatif et sans réponse à l'amour qu'elles n'ont jamais reçu, l'amour défaillant de la mère d'origine.

INFERTILITÉ ET DÉSORDRES DES CONDUITES ALIMENTAIRES

Les praticiens qui accueillent les femmes souffrant d'infertilité primaire sont souvent confrontés à des patientes dont le désordre et l'anarchie alimentaires sont flagrants. La responsabilité des troubles des conduites alimentaires (TCA) dans l'infertilité est largement prouvée par des études internationales [2, 12, 13]. Près de 50 % des anciennes anorexiques se plaindraient ainsi d'infertilité primaire. Il s'agit le plus souvent d'anorexie actuelle ou datant de l'adolescence. Le trouble peut être supposé guéri, mais il a laissé derrière lui une grande maigreur et des irrégularités de l'ovulation. Cette anorexie alterne avec des crises d'angoisse boulimique que seul calme le vomissement provoqué.

Les études sur l'ordre alimentaire indiquent que l'alimentation est ritualisée dans tous les groupes humains. Dès la naissance, l'enfant a spontanément le goût du sucré. L'initiation à la nourriture diversifiée se fait naturellement, et la scansion des repas, rythmés par la sensation interne de réplétion, ne nécessite aucun apprentissage [6]. Il est d'autant plus difficile d'échapper à la régulation de l'alimentation que les repas représentent habituellement un plaisir convivial partagé. C'est pourtant ce dérèglement qui règne chez l'anorexique qui dépense inlassablement et efficacement son corps privé de nourriture. Les psychanalystes [8] comparent l'anorexie à une toxicomanie sans drogue, à une addiction comme le tabagisme qui, à ce titre, est parfois incriminé dans l'infertilité. Des travaux approfondis [9] traitent de l'image que des femmes infertiles et aux conduites alimentaires déréglées se font d'elles-mêmes.

Comment l'expérience biologique de son corps propre, cette expérience d'ordre neurophysiologique, venue de l'intérieur de soi, parvient-elle à devenir conscience de soi ? Pour répondre à cette question, une étude [9] emprunte au psychanalyste Didier Anzieu une métaphore expressive : l'expérience biologique du corps serait comme le tronc et les branches d'un arbre dont la conscience de soi serait le feuillage. En suivant cette métaphore, et à l'aide de questionnaires adaptés, on étudie successivement deux dimensions de la perception corporelle chez des femmes infertiles. Il y a, d'une part, les perceptions qui viennent de l'intérieur : les sensations de plaisir, de douleur, de volupté ; elles sont issues de toutes les zones sensorielles possibles, cutanées, génitales, intestinales. L'attention prêtée aux messages de ce corps interne n'irait pas de soi pour les femmes aux conduites alimentaires déréglées. Au contraire, elles se dépensent beaucoup pour les faire taire. Elles s'imposent des voyages exténuants et de la frénésie ménagère ou sportive. Elles s'épuisent souvent à l'excellence professionnelle. Toute hyperactivité est bonne pour réduire le corps au silence, pour le traiter comme une machine et annuler les sensations qu'il pourrait produire La médecine moderne de haute technologie, ses examens sophistiqués, son imagerie, et aussi les voyages sur Internet et les réponses virtuelles aux questions médicales intimes que ces patientes se posent sont parfois les seuls recours contre la grande peur de perdre le contrôle de leur corps. Si le corps ne fait pas ce qu'elles veulent, elles le font disparaître dans un système nosographique [9]. Singulièrement l'assistance à la procréation (AMP), dans ce contexte, risque de représenter un recours très désirable.

À côté des sensations venues de l'intérieur du corps, il y a sa perception issue de l'extérieur, ou plutôt son image spéculaire. Le miroir renvoie le regard des autres et leur jugement sur le corps féminin. L'opinion des autres devient centrale pour ces femmes afin d'élaborer l'image de soi. À défaut de confiance en soi, il devient nécessaire de se conformer à l'idéal dicté par la mode et par son univers de normalité et plein d'inconsistance. L'apparence se substitue à l'expérience. Dans le miroir, le corps n'est d'ailleurs acceptable qu'habillé et maquillé et, avec le temps, modifié par la chirurgie esthétique. Le constat négatif de stérilité lui-même est battu en brèche par la satisfaction qu'apporte l'image spéculaire. Ces avatars de l'image intime du corps rendent compte du contact humain incohérent que proposent ces patientes dont l'alimentation est anarchique. Leur désir d'enfant, pourtant authentique, est constamment mis en balance avec celui, très puissant, de conserver une image spéculaire impeccable. L'évitement de la fertilité leur permet au moins de se soustraire au temps, de garder toujours un corps adolescent. Les mécanismes de défense contre la fertilité, à l'œuvre dans d'autres exemples d'infertilité primaire, viennent ici au secours de l'extrême fragilité narcissique et visent à éviter l'effondrement.

Un mécanisme de défense
qui cible la fécondité

La plupart des situations d'infertilité primaire biologiquement inexpliquée ont en commun l'absence de facteurs psychiques favorables à la fécondité. La recherche biomédicale porte sur la dimension organique de la stérilité. Par contre, le contexte psychique associé ou sous-jacent est peu étudié, en raison même de la difficulté de son approche. Sa connaissance progresse néanmoins peu à peu grâce aux hypothèses que les observations cliniques permettent de développer.

Le jeu de la petite fiancée

Belle est venue consulter pour infertilité primaire. La grossesse qu'elle appelle de tous ses vœux depuis cinq ans ne vient pas. Pour le reste, sa vie est une réussite. Elle exerce un métier avec plaisir. Son mari l'adore, sa mère également, qui vit dans une lointaine province. Elles sont, grâce au téléphone, à la fois proches et intimes. Dès la première minute du premier entretien, elle sanglote sur le deuil de son père, mort brutalement lorsqu'elle avait 10 ans. Elle est la seule fille. Elle ne s'est pas rendue à l'enterrement. Elle n'a jamais pleuré pour épargner sa mère effondrée. Au fil des séances et au milieu de ses larmes, un souvenir se précise, insistant : quelques heures avant le décès, elle jouait avec son père sur le canapé familial. Elle se racontait qu'ils étaient fiancés. Elle se voyait en robe de mariée à son bras avec la tendre complicité de la mère.

Après sa disparition, mère et fille sont restées comme deux petites veuves.

Quelques mois après le début de la psychothérapie, Belle est enceinte. Un rêve vient ponctuer cet événement : elle rentre à la maison en auto-stop. Elle reconnaît sa thérapeute au volant de la voiture qui est aussi celle des voisins qui l'ont recueillie et confortée le soir de la mort du père… La thérapie et le mouvement positif qui l'accompagne semblent avoir permis à Belle de se délivrer de la culpabilité liée à la mort du père. Son amour incestueux naturel de petite fille s'était transformé en une intense culpabilité du fait du décès brutal. La grossesse inaccessible portait un vœu insoutenable : l'enfant espéré était l'exact bébé autrefois souhaité de son père. La mort de ce dernier avait créé un sentiment de faute infranchissable.

Chez cette femme, la résolution de l'infertilité au cours du traitement viendra d'autant plus facilement que, par ailleurs, tous les autres ingrédients psychiques nécessaires à la maternité sont présents : le lien tendre à la mère du début de la vie, et aussi l'amour pour un homme du présent. Encore fallait-il que l'élément manquant, le souhait incestueux d'un enfant désiré du père aimé, soit libéré de son association morbide à la disparition de celui-ci.

Selon les thèmes de la psychanalyse classique décrivant le désir d'enfant de la fille et les étapes du développement œdipien, le risque d'effondrement par la grossesse tiendrait à la réalisation d'un vœu interdit – pour Belle, l'enfant résultait de l'accomplissement d'un vœu incestueux en lien avec la mort du père. Ce vœu doit rester méconnu du conscient, et l'irruption d'un enfant dans la réalité risquerait de le trahir. L'effondrement psychique est évité par la non-conception qui se présente sur le devant de la scène et assure la méconnaissance du désir sous-jacent, moralement insoutenable.

Si l'infertilité est une épreuve, elle permet à la vie de continuer en évitant la confrontation trop brûlante à des représentations qui risqueraient de provoquer un séisme psychique. Il semble donc qu'un système de défense psychique soit à l'œuvre, ciblant la fécondité et agissant en inhibant l'un ou l'autre des principaux mécanismes physiologiques qui assurent sa réalisation, la gestation réussie. Ce système défensif est là pour protéger contre la menace d'effondrement psychique que provoquerait une grossesse consciemment désirée mais, en fait, très redoutée.

L'EFFONDREMENT A DÉJÀ EU LIEU DANS LE PASSÉ

Le mécanisme défensif peut aussi protéger contre un effondrement d'une autre nature, issu de dispositions psychiques antérieures à la conflictualité œdipienne, antérieures même à l'acquisition du langage. Au cours des premiers mois de sa vie, tout sujet au stade de bébé a éprouvé le sentiment d'exister de façon continue grâce à la cohérence, à la continuité et au dévouement des soins maternels qu'il reçoit. Si ce sentiment d'exister de façon continue est menacé par le chaos, par des soins maternels alternant intrusions et laisser tomber, le bébé traverse ces moments d'angoisse dissécante que Winnicott [15] a qualifiés d'expériences agoniques. Il s'agit d'expériences non représentables à l'âge adulte, car elles sont survenues à un stade de l'existence où l'enfant ne disposait pas encore du langage organisé ni de mots pour symboliser ces émotions indicibles : leur trace ne s'inscrit que dans la mémoire du corps.

Dans cette perspective, la crainte adulte déclenchée par l'idée de grossesse est la peur innommable de revivre ces moments d'angoisse, la peur diffuse d'un effondrement, et comme un futur antérieur, d'une bascule dans le chaos qui a déjà eu lieu dans le passé. L'organisation psychique défensive actuelle qui protège contre toute remémoration qu'induirait la présence concrète d'une grossesse puis d'un nouveau-né en est la seule trace. L'infertilité primaire est alors comme une cicatrice psychique. Elle témoigne d'un désastre passé dont le sujet craint le retour sans pouvoir ni se le représenter ni le nommer, car ce désastre date d'avant l'usage des mots pour se plaindre, d'avant même la capacité de penser. Mieux vaut alors bloquer la fertilité qu'être encore une fois confronté à ce gouffre ancien et s'y perdre.

L'INFERTILITÉ COMME CICATRICE PSYCHIQUE

Nous proposons donc ici de n'envisager l'infertilité ni comme une maladie ni comme un dysfonctionnement, mais comme une opération de défense active au service de la survie, face à la catastrophe que représenterait, pour certaines femmes, la grossesse ou la maternité. Catastrophe pour celles auxquelles a manqué l'accès à une représentation de vulnérabilité maternelle et à la dette de vie qui s'ensuit. Catastrophe aussi pour d'autres dont les premiers mois de la vie ont été marqués d'expériences d'angoisse agonique et de perte du sentiment de continuité d'existence en raison du chaos créé par des soins maternels incohérents.

De ce point de vue, l'infertilité primaire est au service de l'économie inconsciente du sujet et de la protection intime de l'individu. Elle vient le mettre à l'abri d'une situation périlleuse. Elle est au service de ce que Freud désignait comme l'angoisse anticipatrice [4], cette forme d'angoisse qui protège contre l'effroi et contre la tentation du suicide. L'infertilité est source de souffrance, mais grâce à elle, la vie continue. La cause psychique qu'on lui cherche en vain doit laisser place à la prise en compte d'un mécanisme inconscient indirect. Par l'infertilité, le sujet dispose d'une arme absolue, d'une défense contre la procréation consciemment voulue, mais refusée par les forces internes au nom de l'angoisse vitale que son évocation suscite.

Il est clair que selon cet abord nouveau, l'infertilité s'écarte des modèles de la pathologie qui se construisent habituellement en décrivant des éléments défectueux. Les dysfonctionnements biologiques que les praticiens constatent sont secondaires aux bénéfices inconscients que le sujet souffrant d'infertilité tire de cette condition même et à son total insu. Le patient concerné ne peut presque jamais entrevoir d'emblée ces bénéfices. Il lui faut même souvent, au sein d'une thérapie analytique, des délais longs et incompressibles pour les admettre. Il serait sauvage et dangereux de la part du thérapeute de les lui dénoncer s'il en prenait conscience avant lui.

Admettre l'infertilité comme un système défensif involontaire permet aussi de comprendre certaines guérisons magiques, certaines grossesses qui démarrent après une seule consultation, le système défensif baissant brusquement la garde, capté par la douceur transférentielle. Si l'on accepte cette approche nouvelle, le traitement des situations d'infertilité ne peut donc plus se limiter à proposer des innovations techniques sans simultanément entreprendre une prise en charge relationnelle visant à l'apaisement de ces patients. Il importe d'accompagner leur souffrance non seulement dans le but d'humaniser des protocoles contraignants, mais aussi de donner accès à la problématique intime de la fertilité et de ses aléas, d'aider à contenir ses impasses et à cultiver de nouvelles sublimations. La culture actuelle qui valorise tant les réalisations sociales et créatrices offre aux femmes infertiles une alternative à la fécondité naturelle. Cette alternative peut être un projet d'adoption, le choix d'élever sans malentendu un enfant abandonné. Le soutien de ces femmes douloureuses vers la sublimation de leur désir d'enfant est souvent l'atout nécessaire, voire l'issue positive d'un traitement psychothérapique.

L'histoire et la littérature ne manquent pas d'exemples de vies créatrices sublimant la non-procréation. Un exemple fameux d'existence réussie par la sublimation de la stérilité est celui de la reine Élisabeth Ire d'Angleterre, au XVIe siècle, la grande Élisabeth, fille de Henry VIII et d'Anne Boleyn. L'histoire l'a surnommée la « reine sans homme », car elle a régné près de cinquante années sans connaître ni le mariage ni la maternité. Les biographes [16] attribuent son infertilité à une probable malformation, majeure et gardée secrète, de ses organes reproducteurs. En ces temps de transmission héréditaire du pouvoir absolu, on imagine la malédiction que représentait cette stérilité. Femme sans enfant et sans époux, la grande reine a transformé sa secrète détresse en une œuvre féconde. Convertissant toute sa passion intérieure en nationalisme, elle a soutenu les forces nouvelles de l'Angleterre. Elle a encouragé marchands, corporations, et financiers, préparant son pays à la suprématie maritime et mondiale de son siècle. Une existence féminine royale fertile et plus banale aurait-elle eu pareille influence sur le cours de l'histoire européenne ?

La paternité
de l'homme stérile

*La maternité est révélée par les sens tandis
que la paternité est une conjecture basée sur
des déductions et des hypothèses.*

FREUD, *Moïse et le monothéisme.*

Le désir d'enfant des très jeunes garçons se révèle à ceux qui les observent et surtout écoutent attentivement leurs propos. Il semble même que tous les souhaits de l'enfance viennent culminer dans ce désir : donner vie à un enfant. Au même titre que la petite fille, le garçon souhaite engendrer, créer de la vie, quoique d'une manière inconnue et longtemps inimaginable. Dans les premiers temps de sa vie, comme tout bébé, le garçon existe d'abord au travers du lien sensoriel qui l'unit à ceux qui lui prodiguent des soins. Il se nourrit de leur contact. Être un papa signifie à la fois devenir grand et fort comme papa, mais aussi être celui qui donne la vie et sou-tient la croissance du petit humain, être père et mère à la fois. L'aspiration primitive à s'identifier à un autre, le besoin du contact d'un autre, de cet autre en quelque sorte préhistorique [11] que représente le parent qui soigne fonde la quête éperdue pour retrouver cet objet d'amour premier. Désirer un amour, être porté vers un amour, indique toujours le goût de revivre le bonheur perdu et oublié des premiers mois de la vie. Cette quête vise la mère d'autrefois, mais aussi le père, car mère et père primitifs représentent indifféremment les grandes personnes (hommes et femmes) de notre petite enfance, et ceci d'autant plus que le père a participé activement aux soins des débuts.

Pour un homme, comme pour une femme, souhaiter un enfant exprime le projet conscient d'élever auprès de soi un étranger familier : son propre enfant. Il s'agit, en outre, de devenir un père comme les hommes de la famille et, en particulier, comme son propre père avant soi. Une autre réalité s'impose cependant, une évidence : pour l'homme, l'étape de la grossesse est emblématique de son incapacité anatomique à porter l'enfant au-dedans de lui. Contre cette évidence, les nouveaux stéréotypes masculins inventent de nouvelles conduites, que ce soit la présence des pères à la naissance, la reprise du rituel de la couvade ou le maternage paternel. On le sait, les pères ont longtemps été exclus des salles de naissance. Dans certaines cultures préscientifiques, et même en Occident jusqu'au XVIIIe siècle, l'accouchement se déroule exclusivement entre femmes. Au XXe siècle, le féminisme a fait entrer les pères auprès des femmes en couches dans le but, plus ou moins déclaré, de leur faire observer les douleurs de la naissance. Depuis les années 1980, cette habitude s'est généralisée, parallèlement aux modifications de l'équilibre à l'intérieur des couples et les jeunes pères sont heureux de participer, bien qu'assez passivement, à l'accueil de leurs enfants nouveau-nés. À l'inverse, le rite de la couvade est un rite de naissance très ancien et universel [6, 10], selon lequel le père se déclare malade et s'alite quelques jours après l'accouchement de sa compagne. Ce rituel symbolise la manifestation du malaise paternel fait d'identification à celle qui accouche et de rivalité à l'égard du nouveau-né. Il peut aussi prendre le masque d'une véritable pathologie psychosomatique justifiant la consultation d'un médecin.

On peut considérer qu'il s'agit là d'échappatoires de type féminin à la bisexualité masculine, évidemment hors de question lorsque le couple est stérile. Certes, dans la mesure où la fonction masculine essentielle est la puissance sexuelle et qu'elle est préservée, l'infertilité est moins mal tolérée que par la femme. C'est, en effet, le bon fonctionnement sexuel qui assure et conforte le narcissisme masculin : la répétition de l'acte sexuel est gage de plénitude. Néanmoins, l'absence d'enfant est pour un homme source d'insécurité psychologique car, compte tenu de cette absence, plus rien ne va témoigner de sa complétude narcissique au regard de sa lignée. Ainsi l'infertilité masculine s'énonce-t-elle comme une réflexion sur la filiation, une série d'hypothèses sur la place de l'homme dans sa lignée et dans le monde, c'est-à-dire comme *une question purement mentale*. L'infertilité masculine diffère ainsi par son impact de l'infertilité féminine qui se formule essentiellement comme une question narcissique.

Penser l'origine

La réalisation de ce vœu simple et légitime, « suivre heureux un étroit chemin et n'être qu'un homme qui passe tenant son enfant par la main », pour reprendre la formule de Victor Hugo, suppose un long cheminement intérieur en raison de la distance qui sépare l'homme du biologique. En effet, si la maternité est irrécusable, il existe, au contraire, un doute ontologique sur la paternité. Le lien de filiation paternel n'a pas, comme chez la femme, l'évidence physique lentement acclimatée par les mois de la gestation. Alors que la maternité est une promesse, un destin, la paternité est, au contraire, une conquête de jour en jour et d'instants partagés en instants partagés. Cette incertitude ontologique conduit à développer des hypothèses et des déductions, tout un processus de la pensée, un travail du psychisme visant à se convaincre de la validité du lien de filiation. Cette question du sens à donner à la paternité est universelle. Aux hommes infertiles dont la paternité ne s'accomplit pas dans l'innocence, sans avoir à y réfléchir ou même à y penser, cette question se pose de façon particulièrement aiguë.

L'ÉVEIL PRÉCOCE DE LA PENSÉE

La période infantile est celle de la formation du psychisme humain. Freud, le premier [5], s'est penché sur la genèse de l'activité de pensée au cours de la petite enfance. Il a montré que le but essentiel de la pensée infantile est de répondre à une énigme posée très tôt, avant même que l'enfant n'ait acquis le langage : « Où étais-je avant de naître ? » « D'où viennent les enfants ? » Cette question, évidemment sans réponse, constitue la première des inquiétudes métaphysiques. Faute de réponse, la capacité de théorisation de l'enfant va mobiliser des fantasmes dont les contenus sont fournis par la culture (peur et combat contre les loups, les requins ou tout être menaçant). Ces fantasmes dès la fin de la première année témoignent d'une activité de défense psychique essentielle : éviter qu'un autre (par exemple un cadet) ne vienne prendre place auprès de la mère. Éliminer d'avance la survenue de cet étranger potentiel de la scène de la réalité. La venue ou l'attente d'un cadet avive particulièrement cette activité de théorisation. Pour le tout-petit, il y a urgence à élaborer des hypothèses, afin de maîtriser le mystère de l'origine : d'où viennent donc les enfants ?

Le blues d'un jeune père
Francis s'effondre dans la dépression à la suite de la naissance de son fils, après des années de stérilité de sa compagne. Une sensation de vide dissécant l'a saisi en salle de naissance, à la rencontre du petit corps nouveau-né de son garçon. Un souvenir d'enfance fait retour de façon insistante : celui de la naissance de son frère cadet lorsqu'il avait 4 ans. Ses parents ont souvent évoqué sa vive jalousie d'alors. L'infertilité de sa compagne jouait jusqu'ici un rôle protecteur que les traitements médicaux, efficaces, ont bousculé.

En prêtant attention aux fantasmes des petits enfants ou en retrouvant avec les patients en cure psychanalytique les souvenirs de l'enfant qu'ils ont été, on identifie certaines hypothèses récurrentes sur l'origine de la vie et sur le corps. C'est ainsi que la pensée infantile [5] se construit, en élaborant des théories précoces pour expliquer les mystères de sa présence au monde et l'énigme de l'engendrement. Ces élaborations théoriques ont la particularité d'échapper partiellement au refoulement qui frappe les souvenirs précoces. Elles ne sont jamais complètement oubliées et se retrouvent, à l'âge adulte, dans la rêverie qui accompagne la conception et l'attente de l'enfant. Rien là de spécifiquement masculin, ces élaborations sont aussi celles de la petite fille. Dans les deux sexes, les souvenirs plus tardifs de la période œdipienne sont frappés d'oubli. Par contre, les théories précoces sur la sexualité, elles, ne cessent d'agir en nous : elles sont présentes en nous sans que nous soyons présents à elles [12]. Les traces de mémoire qu'elles laissent sont particulièrement repérables chez l'homme infertile qui souhaite et attend un enfant, alors qu'un obstacle s'oppose à sa réalisation. Pour l'homme, du fait même de sa condition masculine, la privation ontologique de l'expérience sensorielle de la gestation allume et stimule intensément le moteur à fantasmes, issu des rêveries infantiles.

AU COMMENCEMENT ÉTAIT LE CORPS :
ACTIVITÉ ET PASSIVITÉ

La première des élaborations du petit enfant avant même le langage est une théorie hermaphrodite. Il imagine les corps comme porteurs des attributs des deux sexes à la fois et marqués d'une grande complétude. Cette représentation s'illustre pleinement dans la statuaire antique. La théorie hermaphrodite nie l'existence de failles, de pertes de continuité, dans l'enveloppe du corps. On sait, chez le jeune enfant, l'inquiétude suscitée par les effractions, même minimes, infligées au corps. Les blessures, le jaillissement du sang, les bobos anodins pour l'adulte et qu'il faut aussitôt consoler ou obturer d'un pansement sont source d'angoisse, car ils contrarient le fantasme rassurant d'un corps comme une cuirasse qui protège de toute atteinte. Une autre théorie infantile voit le jour lorsque l'enfant se convainc ou bien est le témoin, d'une manière ou d'une autre, de l'existence de liens sexuels entre ses parents. La réalité de ces rapports est inimaginable pour le jeune garçon, en raison de l'immaturité et de la non-fonctionnalité de ses propres organes génitaux. Il en conçoit alors l'idée d'une intimité entre adultes relevant de la force, d'une sexualité faite de violence, de la domination du fort sur le plus faible. En fait, ce que la psyché infantile peut reconnaître, ce n'est pas le féminin et le masculin, mais uniquement l'actif et le passif, le fort et le faible [3]. Il s'agit moins du difficile accès à la compréhension de la différence sexuelle que d'une apologie de la puissance. Par la suite, l'enfant grandi tentera d'éviter toute forme de passivité, tout abandon à la faiblesse. Cette position psychique parcourt notre civilisation et se retrouve peu ou prou chez chacun. Confronté à l'infertilité individuelle ou à celle de son couple, tout homme risque d'être envahi par ce fantasme de passivité et de faiblesse et de devoir lutter contre cette représentation.

LA SÉPARATION IMPOSSIBLE

Une autre hypothèse infantile est celle de l'origine cloacale des bébés à la naissance : les enfants naîtraient dans le ventre maternel d'un espace commun aux systèmes digestif et génital et le nouveau-né serait mis au monde par un processus analogue à la défécation – l'Église reprend d'ailleurs cette formule dans le célèbre « *inter feces et urinas nasci-mur* » de saint Augustin. Suivant cette théorie, l'enfant imagine ne jamais se séparer : il reste pour toujours un fragment, un quelque chose du corps maternel. La fusion intra-utérine persiste même après l'accouchement. Le fantasme infantile nie la séparation de corps entre l'enfant et sa mère : « Tout ce qui est de mon corps est un fragment du sien. » La séparation des deux corps est aussi métaphore de la séparation psychique : à corps séparés, psychismes séparés, sinon l'enfant, même devenu adulte, reste une expansion maternelle. Le rôle concret du père est nécessaire pour transformer en relation à trois le lien fondamental que tout enfant tend naturellement à n'entretenir qu'avec sa mère. Pour jouer ce rôle séparateur, encore faut-il que le nouveau père se soit extrait lui-même du lien fusionnel à sa propre mère. Le défi de cette séparation d'avec la mère peut se poser avec violence lorsque l'enfant devenu adulte envisage de constituer un couple et de faire un enfant de son côté.

Séparés de corps, mais psychiquement unis

Jules consulte à l'occasion de l'infertilité de sa compagne qui multiplie sans succès les tentatives d'AMP. Il n'est pas atteint dans son corps, il ne se plaint d'aucun trouble personnel, ni de sa puissance ni de sa spermatogenèse. Pourtant au fil des entretiens, une douleur profonde se fait jour : il se qualifie lui-même d'enfant de remplacement car, peu avant sa propre naissance, sa mère a perdu un fils aîné gravement handicapé. Jules a ainsi vécu le début de son existence entre le bonheur et la douleur de sa mère : bonheur pour elle d'avoir un enfant sain et douleur de la perte du petit handicapé. Il est intimement lié à cette mère blessée par la mort du bébé précédent. Ce lien fusionnel est encore accentué par les mauvais rapports que Jules entretient avec son père, à la fois sévère et jaloux. Le deuil maternel a certainement favorisé l'épanouissement d'un fantasme de non-séparation de leurs deux corps, la mère et le fils, et l'infertilité de son couple accentue encore ce lien : son choix inconscient d'une femme infertile contribue à le maintenir dans la situation de fils perpétuel.

Comment sortir de ce fantasme fusionnel entretenu de façon si naturelle au cours de la croissance psychique ? La plupart des mères sont prêtes à assurer toute une vie la fonction de gestation et de soins de leurs petits, et les enfants sont toujours prompts à y revenir, à nier la séparation. C'est au père, au compagnon sexuel de la mère, qu'incombe ce travail physique et psychique de séparation qui permettra à l'enfant d'en finir un jour avec le retour du fantasme de fusion. Le travail de séparation se joue donc sur le plan concret : après la naissance, passé les premiers mois de maternage à deux, la reprise d'un dialogue sensuel entre les parents privera progressivement l'enfant de l'illusion d'être le seul être au monde important pour sa mère. Cet acte séparateur se joue aussi sur le plan symbolique de la nomination.

Séparer et donner son nom

Avant que, pour des raisons de commodité, l'état civil n'établisse des bureaux dans beaucoup de maternités, la déclaration faite par le père à la mairie, indiquant la date et l'heure de la naissance, constituait une véritable présentation de l'enfant à la société. Cette démarche officielle n'a plus cours ; néanmoins, le nom donné habituellement, le patronyme, n'est pas choisi, par opposition au prénom. Il n'est pas en propre celui du père, mais celui de sa lignée. L'épisode de la naissance de saint Jean-Baptiste illustre ce propos. Cette naissance est précédée pour le couple stérile des parents, Zacharie et Élisabeth, de l'apparition de l'ange du Seigneur qui annonce : « Ta femme Élisabeth t'enfantera un fils, et tu lui donneras le nom de Jean. » Zacharie doute de cette prédiction et s'entend dire : « Tu seras réduit au silence jusqu'au jour où ces choses arriveront, pour n'avoir pas cru à mes paroles. » Et Zacharie sort effectivement du sanctuaire, frappé de surdi-mutité. Plus tard, Élisabeth met au monde un fils. Le huitième jour, on vient pour circoncire l'enfant. On veut l'appeler Zacharie, du nom de son père. La mère, prenant la parole, dit : « Non, il s'appellera Jean. » On lui dit alors : « Mais personne de ta parenté ne porte ce nom ! » Et on demande par signes au père comment il veut qu'on l'appelle. Celui-ci écrit sur une tablette : « Jean est son nom... » À l'instant même, sa bouche s'ouvre et sa langue se délie, et il parle à nouveau et bénit Dieu. Cette anecdote évangélique désigne clairement la place du père : à la naissance, il nomme son enfant et, par là même, l'inscrit dans une lignée symbolique qui le dépasse, le précède et va le suivre. Il s'inscrit, et l'enfant avec lui, dans une filiation symbolique.

L'exigence de la transmission

Louis souffre d'azoospermie et les tentatives de fertilisation de sa compagne par l'IAD échouent. Sa puissance sexuelle est intacte. Il commence une psychothérapie où il évoque à la fois son exil en France, terre étrangère, et son besoin absolu d'un enfant. « Un enfant, ça crie, ça ne dit rien d'intéressant, ça fait des bêtises, mais il faut avoir un enfant pour être père... » Sa question est là : être père. Il n'idéalise pas l'enfance, il n'espère aucun bénéfice narcissique du fait de montrer son enfant aux siens. Il ne souhaite pas assister à la naissance. Il veut juste être un père : « Pas d'enfant, c'est la mort en face... » La thérapie est aussi, pour lui, l'occasion d'évoquer sa terre natale, le père mort au loin, le devoir de gratitude au souvenir de cet homme. Comment devenir parent si la mémoire de la lignée a été gommée par la perte de la langue d'origine et par l'exil ? Louis trouve sa solution : il travaille scolairement sa langue paternelle, il rêve de l'enfant avec lequel il la parlera et revitalisera son passé. Cette terre et cette langue perdues qu'il désire tant transmettre à l'enfant à venir sont, à la fois, élément maternel et aussi certitude paternelle. Elles incarnent la vivacité des singularités culturelles inoubliables qui revivront avec l'enfant. Dans toute transmission d'histoire nationale, de particularités religieuses, d'héritage et de patrimoine, la transmission culturelle des valeurs paternelles porte un vœu d'immortalité qu'exprime le désir d'enfant [4].

La paternité représente une opération de mutation. La naissance d'un fils fixe des investissements libres et flottants. Elle actualise ce que l'homme a été et ce qu'il adviendra de lui dans l'avenir, indépendamment des représentations sociales qui viseraient à la parité des sexes. Le processus de paternité vient boucler le mouvement pubertaire et guérir l'adolescence du garçon, souvent émaillée de symptômes régressifs. La paternité constitue une sorte de troisième temps de l'adolescence, une nouvelle rupture avec l'enfance, le renoncement au sentiment de toute-puissance qui paralysait jusque-là l'accès à la vie adulte. Devenant père, le garçon évince son père en sa place de père. Par là même, il assume d'avance son éviction future par le fils qui naît. Il peut faire face à sa propre mortalité.

Sortir de l'adolescence

Après les épreuves d'une infertilité conjugale qui cède à de longues années de traitement médical, Philippe et sa compagne attendent un garçon. Ces années infertiles ont aussi été celles d'un désarroi professionnel. Philippe, malgré ses diplômes, ne parvient pas à trouver un emploi à la mesure de ses compétences et se marginalise progressivement. Le mois suivant la naissance, il découvre dans son domaine une voie professionnelle féconde, à laquelle il n'avait jamais songé auparavant. Après une brève formation, il s'engage en quelques mois sur la voie de la réussite. La naissance de son fils a donné un coup d'accélérateur à sa maturation œdipienne assoupie depuis l'adolescence et lui a permis de prendre une place sociale.

Par la naissance d'un enfant, un homme devenant père se libère aussi de ses parents idéalisés, positivement ou négativement. Il les rencontre tels qu'ils sont dans leur réalité. Cette confrontation lui permet de les désidéaliser sans pourtant les désinvestir. Inversement, la stérilité masculine définitive barre souvent la voie au dépassement du conflit œdipien. Nous avons connu un homme stérile, lui-même né d'inconnus et adopté à la naissance par des parents dont il porte le patronyme. Il a pu devenir père lorsqu'il a identifié et retrouvé ses géniteurs biologiques, de modestes paysans. En les rencontrant, il a dû renoncer douloureusement à sa rêverie d'enfant de retrouvailles avec des parents prestigieux et idéalisés. Il a pu adopter enfin pleinement sa famille adoptante, reconnaître sa dette d'existence à leur égard et accepter de transmettre leur nom ; adopter ses parents pour avoir l'enfant.

RECONNAÎTRE SA DETTE DE VIE EN NOMMANT L'ENFANT

Heinrich von Kleist a publié une nouvelle d'une grande audace pour la fin du XIXe siècle : *La Marquise d'O* [8]. En Italie du Nord, une marquise, veuve et vertueuse, est découverte inanimée pendant la prise de la citadelle par les cosaques. Un officier russe la sauve et la conduit en lieu sûr. Quelque temps plus tard, la marquise se découvre enceinte. Au scandale de sa famille, elle publie le récit de son infortune dans une gazette locale et invite le père à se nommer : « Nommez-vous, déclarez votre désir d'être père afin de donner un nom à cet enfant. » L'officier russe propose le mariage, mais l'auteur reste ambigu sur la réelle implication de ce personnage dans la grossesse de la marquise. Celle-ci, indignée, accepte l'union pour donner un nom à l'enfant, mais ordonne au père putatif de disparaître peu après. Le *happy end* survient pourtant grâce à la générosité de l'officier qui, pour affirmer son lien paternel, ne se contente pas de doter richement la mère, mais aussi reconnaît l'enfant et fait de lui le seul héritier de tous ses biens au détriment de sa propre parentèle. La conclusion de cette nouvelle indique le prix exorbitant que l'officier est prêt à payer pour gagner le droit d'occuper la place paternelle. Ce prix est à la mesure de la dette d'existence qui lie tout homme à son propre père et aux valeurs de sa lignée : langue, traditions, patrimoine.

Certains patients infertiles en témoignent avec une particulière intensité. Les consultants de culture musulmane africaine, en particulier, expriment, en lien avec leur culture, une souffrance immédiate. Il est vrai que la société musulmane est plus radicalement patriarcale, à l'opposé du monde occidental qui évolue vers le matriarcat. Le patriarcat présuppose un lien mystique de procréation par le père : le lignage institue le père comme source de tout pouvoir. L'alliance des deux lignées, maternelle et paternelle, n'est pas reconnue et la matérialité du lien à la mère refoulée [9]. La filiation constitue alors une dette exclusive au père et seule la présence de l'enfant lui assure la certitude de faire partie de la lignée des pères. Il s'ensuit l'importance de la mise au monde d'individus du sexe masculin, le risque de rejet par le groupe social étant intolérable. Il nous arrive de recevoir des hommes de cette culture, qui viennent consulter seuls et de façon répétée, prêts à n'importe quel prix pour guérir. Ils échappent un certain temps à la blessure narcissique de stérilité, en en attribuant la cause à leur épouse. Le déni peut être leur seule issue. Ainsi fonctionnait un riche Malien azoospermique qui s'apprêtait à répudier sa quatrième épouse à laquelle la médecine s'obstinait à ne trouver aucune cause féminine d'infertilité !

Cette souffrance et le même fantasme de filiation exclusive par le père existent aussi chez certains Occidentaux, quelle que soit leur appartenance ethnique. Leur souffrance est rarement aussi aiguë. Au départ, la confusion entre puissance sexuelle et puissance générative leur permet de gagner du temps : ils ne se sentent pas, comme les femmes, pressés par l'urgence. Sûrs de leur puissance sexuelle, ils sont confiants en l'avenir d'une rencontre qui assurera leur postérité. En fait, la qualité de leur physiologie sexuelle assure leur complétude narcissique, mais fait écran à la problématique de la filiation. La cinquantaine passée, on les retrouve, en revanche, se plaignant de somatisations diverses et de leur solitude que l'absence de filiation questionne. De plus, ils sont souvent mal écoutés par les médecins hommes auxquels ils renvoient leur impuissance thérapeutique [2].

Souffrance narcissique de l'homme stérile

Dans le système patriarcal, la loi institue la paternité. Le narcissisme masculin a longtemps pu se nourrir de cette place assurée. Depuis le féminisme et le postféminisme, la place paternelle est souvent contestée. Ce sont désormais l'éducation et le « vivre ensemble » qui peuvent conforter la place paternelle. Si l'incertitude paternelle a toujours existé, face à la contestation féministe, on assiste souvent à une inflation de ce doute masculin. Des hommes ont besoin de se savoir concrètement auteurs de la vie de leur enfant. L'opération de pensée, l'acte de foi que représente la paternité ne suffisent plus à leur certitude de filiation. Ceux-là auront besoin de suivre leur compagne dans toutes les étapes du processus maternel, consultations, examens paracliniques, et aussi l'accouchement. Il est vrai que les progrès médicaux et la sécurité à la naissance ont permis aux hommes d'assister à la mise au monde des enfants, alors que leurs aînés en étaient exclus [1]. Beaucoup d'hommes aujourd'hui désirent partager ce moment critique. Cependant, confronté au caractère contingent et même dérisoire de sa présence auprès de l'accouchée, l'homme est souvent saisi d'un moment dépressif, psychique ou psychosomatique. Malaises et douleurs surviennent d'autant plus que, aînés de fratrie, l'événement leur donne l'occasion de revivre douloureusement le rapt de leur mère par le cadet. Cependant partager l'intensité émotionnelle du surgissement du bébé et capter le premier échange de regard avec ce nouvel humain représentent une richesse et une source de souvenirs inoubliables. À peine né, l'enfant devient immédiatement l'objet du narcissisme paternel. Cet important changement dans l'anthropologie bouleverse les rôles traditionnels, expose le père aux émotions de la naissance, à la passivité de son rôle, à sa vulnérabilité et marque profondément, pour le meilleur et pour le pire, son lien au petit humain.

Barré par l'impossibilité anatomique, le désir narcissique masculin prend parfois une forme extrême. Un quotidien parisien relatait récemment le drame d'un jeune homme suicidé par défenestration. À côté de son corps désarticulé, un nuage de plumes sort d'un oreiller serré autour de sa taille. Des femmes du quartier le reconnaissent. Vêtu d'une ample robe de grossesse, il était chaque jour assis au square et observait les jeux d'enfants. Silencieux, ne communiquant avec personne, il était centré sur son ventre, sur sa future maternité dont le terme approchait. Cette histoire pathétique d'une souffrance narcissique extrême, témoigne de la détresse d'un transsexuel. Le fantasme hermaphrodite s'est développé ici jusqu'au délire parthénogénétique : pour ce jeune homme, plutôt la mort que l'aveu de l'impossibilité anatomique que lui impose la gestation inaccessible.

Le choix de la stérilité

Imre Kertész, prix Nobel de littérature en 2002 [7], a publié, sous le titre *Kaddish pour l'enfant qui ne naîtra pas,* le long cri de douleur d'un homme qui refuse de faire l'enfant que sa femme lui demande : « Jamais je n'imposerai à un autre le malheur d'être un enfant… Non ! jamais je ne pourrai être le destin, le dieu d'un autre être. » Derrière l'horreur de la Shoah, dont l'auteur a connu les récits à l'âge adulte, récits qui entretiennent son désespoir de l'humanité, se profile la mémoire de son enfance terrorisée : « Quelle misère que l'enfance et comme j'étais impatient de grandir… » En pension de 5 à 10 ans, Imre Kertész comprend dès cette époque que le monde est un endroit épouvantable pour un petit enfant. Il évoque les lundis matin pluvieux lorsque son père le ramenait à l'internat et ses séjours au cachot. Auschwitz est pour lui l'incarnation de l'image du père : « S'il est vrai que Dieu est un père sublimé, il s'est révélé à moi sous la forme d'Auschwitz. »

Au nom d'une enfance terrorisée par un père violent, il peut arriver que la haine pour la condition paternelle et son refus absolu se traduise chez un homme par le refus de faire naître un enfant martyr, à l'image de celui qu'il a été. Cette haine se manifeste, alors que l'homme est encore jeune, par le choix d'une femme qui, elle, sera trop âgée pour être fertile. D'autres hommes choisissent l'infertilité et se satisfont d'une vie sans enfant. Il peut s'agir d'artistes, de créateurs confiants en leur œuvre ou bien tellement absorbés par celleci, tellement centrés sur sa réalisation, que la disponibilité d'une paternité ne se présente jamais, si leur compagne n'insiste pas. C'est aussi le cas du « vieil enfant », c'est-à-dire de l'homme installé dans le rôle de fils exclusif et perpétuel d'une mère ou d'une compagne, voire d'un compagnon, et pour la durée d'une vie. Enfin, il y a les vocations paternelles tardives, l'absence théorique d'horloge biologique masculine permettant toujours de rêver.

Au total, si la stérilité au masculin se caractérise par l'absence de traits psychiques spécifiques, elle a cependant la particularité de mettre au grand jour et d'illustrer les thématiques intérieures suscitées par la filiation. Celles-ci sont universelles, mais elles restent latentes, maintenues au silence chez ceux qu'aucun obstacle existentiel ne contraint à les penser, ceux dont la paternité s'installe tout naturellement au moment choisi. Au contraire, les opérations de la pensée auxquelles l'infertilité masculine ou conjugale oblige, le retour sur soi plein de surprises qui s'ensuit, et la mise au travail de forces psychiques méconnues et flottantes sont, pour l'homme infertile concerné, l'occasion de reprendre confiance en sa capacité de filiation, qu'elle soit biologique ou adoptive.

Mon royaume pour un enfant

De la contraception à la procréation médicalement assistée

> *Ils savaient que c'était impossible, alors ils l'ont fait.*
>
> Winston CHURCHILL, 1942.

Les cellules sexuelles, les gamètes et leurs cellules germinales, ont été longtemps ignorées jusqu'à ce que le microscope permette leur observation. En 1673, Marcello Malpighi découvre l'ovule et fait l'hypothèse que l'embryon y est préformé. Peu après, Van Leeuwenhoek observe les spermatozoïdes [12]. À partir de ces découvertes, deux théories s'affrontent sur l'origine de la graine humaine d'où éclôt l'enfant : pour les uns, la cellule maternelle nourrie par le sperme paternel est à l'origine de l'embryon ; pour les autres, c'est une cellule paternelle hébergée dans les voies génitales féminines qui devient, le temps d'une gestation, l'*homunculus* plaisamment décrit au XVIIIe siècle par le romancier anglais Laurence Sterne [13] dont le héros Tristram Shandy commence ses aventures dès ce stade. Il faudra attendre le xxe siècle et les découvertes génétiques de Mendel pour que la métaphore de la graine soit définitivement jugée erronée. On sait désormais que, au cours de la fusion des deux gamètes sexués (mâle et femelle), chacune de ces deux cellules transmet la moitié de son patrimoine génétique. Selon la formule du généticien Albert Jacquard, « engendrer, c'est transmettre la moitié de ce qu'on a reçu » [8]. Compte tenu du nombre incalculable de gamètes mis à disposition par la nature, la création de l'être humain résulte ainsi d'une loterie génétique dont la diversité défie l'imagination. Le caractère unique et non reproductible de chacun en est la conséquence.

Il y a moins de cinquante ans, toute maîtrise de la fécondation était inexistante. Des années de progrès biotechnologique ont été nécessaires pour agir expérimentalement sur ses processus et mettre au point la contraception chimique. Celle-ci opère pour la première fois la rupture délibérée entre fécondation et sexualité. Largement diffusée et médiatisée, la contraception a fait date dans nos sociétés occidentales. La rupture du lien sexuel se manifeste de nouveau quand la technique permet une procréation difficile, voire impossible naturellement. En 1978, en Angleterre, pour la première fois une naissance, celle de Louise Brown, est obtenue après fécondation *in vitro* (FIV). D'autres suivront et la technique se diffusera rapidement. Cet événement scientifique est l'occasion d'une prise de conscience des limites éthiques et des responsabilités engagées. Les premiers succès ont soulevé beaucoup d'émotion. Des catastrophes ont même été annoncées qui n'ont pas vraiment eu lieu, mais le débat éthique n'est pas clos, même si, en France, les pratiques sont strictement encadrées par la loi et les cas limites soumis aux recommandations des comités d'éthique.

L'inflation des pratiques d'assistance
à la procréation

Dans une communication faite lors de la 22e conférence annuelle de la Société européenne de reproduction et d'embryologie humaine qui s'est tenue à Prague en juin 2006, Jacques de Mouzon a cumulé les données des années précédentes et avancé que 3 millions d'enfants pourraient avoir été conçus dans le monde par l'ensemble des techniques d'assistance médicale à la procréation. Une estimation internationale [1] portant sur 49 pays avait déjà évalué entre 197 000 et 220 000 le nombre de bébés nés ainsi pour la seule année 2000, soit sept fois plus qu'en 1989.

Ces évaluations qui restent partielles, car on en connaît mal les données africaines et asiatiques, indiquent à tout le moins l'irrésistible inflation de ces pratiques. C'est en Europe que la plus forte densité d'assistance médicale à la procréation (AMP) s'observe (Allemagne, France et Royaume-Uni) et en Israël. Pour l'année 2004, en France, l'agence de biomédecine a recensé 113 098 tentatives réparties en 47 % d'inséminations avec donneur (IAD), 43 % de fécondations *in vitro* (FIV) et 10 % de transferts d'embryons congelés conduisant à 17 791 naissances. En 2005, 123 000 cycles de traitement, toutes techniques confondues, ont conduit à la naissance de 19 026 enfants. Ces résultats confirment la proportion moyenne de 18 % de succès. Cette évaluation permet aux biologistes d'affirmer que la procréation assistée approche un taux de succès voisin de celui de la fécondation spontanée (une pour quatre cycles, soit 25 %). Mais cette comparaison chiffrée est-elle bien valable, qui met face à face une pratique scientifique rigoureuse et l'évaluation de conduites sexuelles aléatoires ? Sans parler du fait qu'un couple sur cinq consulte au moins une fois en infertilité en France et que nombre d'infertilités étant affaire de couples et résultant de dysfonctionnements qui entrent en synergie fonctionnelle entre les deux partenaires, le recours à plusieurs techniques d'assistance successives ou associées est souvent nécessaire. Il existe, en effet, aujourd'hui, différents types de techniques biomédicales pour lutter contre l'infertilité. On peut les rassembler en deux grands groupes : celles qui court-circuitent la sexualité à l'intérieur du couple et celles qui passent par la fécondation à l'extérieur du couple.

Le court-circuit
de la sexualité du couple

Deux techniques réalisent un tel court-circuit. Ce sont l'insémination avec sperme du conjoint (IAC) et la fécondation *in vitro* (FIV, ou fivete quand elle a lieu avec transport embryonnaire). L'*insémination avec sperme du conjoint* (IAC), médicalisée ou non, est la plus simple et la plus ancienne des techniques, car déjà pratiquée par les médecins du XVIIIe siècle. Elle améliore la rencontre des gamètes dans les voies génitales féminines. Fécondation et premiers développements embryonnaires se déroulent donc selon le processus naturel. Seul le mode d'obtention du sperme par masturbation peut susciter l'opprobre ou le refus chez certains. En 2004 en France, 48 000 couples inséminés ont obtenu 4 291 accouchements. Quant à la fécondation *in vitro*, qui vise essentiellement à pallier l'infertilité féminine, elle consiste à

La FIV :
une technique contraignante

La FIV est une technique complexe et pratiquée dans des centres spécialisés et agréés. Elle se déroule en plusieurs phases et nécessite souvent plusieurs tentatives.

– *La première phase* est la stimulation de l'ovulation sous l'effet d'inducteurs de l'ovulation qui sont des hormones de synthèse et qui activent la maturation de plusieurs ovules. L'objectif est d'obtenir le plus possible d'ovules pour pouvoir transférer ensuite des embryons ayant les meilleures aptitudes de développement fœtal. À partir du 8e jour du cycle, des prélèvements sanguins et des échographies ont lieu toutes les 24 ou 48 heures afin d'adapter le traitement.

– *La deuxième phase* est le recueil des cellules sexuelles immédiatement avant l'ovulation. Elle est déclenchée par l'injection d'hormone chorionique gonadotrophique (HCG). Les ovules de la femme sont ponctionnés sous anesthésie par voie vaginale, et le sperme de l'homme recueilli après masturbation.

– *La troisième phase* est la réunion des gamètes. Une à 6 heures après la ponction ovarienne, les ovules sont inséminés par les spermatozoïdes et placés dans un incubateur ; 48 heures plus tard, l'examen au microscope révèle soit la fécondation d'un certain nombre d'ovules, soit son échec.

– *La quatrième phase* est la phase de replacement d'un ou plusieurs embryons dans l'utérus maternel par voie vaginale. Ce replacement se déroule deux ou trois jours après la ponction. S'il y a des embryons surnuméraires, ils sont alors dirigés vers la congélation.

Quatorze jours plus tard, le dosage sanguin de l'hormone chorionique gonadotrophique (HCG) permet de confirmer la grossesse ou de constater son échec.

prélever chez une femme un ovule, à le féconder artificiellement en laboratoire, puis à le replacer dans la cavité utérine. Le recours à cette technique est surtout indiqué quand l'état des trompes de Fallope, ou leur absence, empêche la rencontre entre les spermatozoïdes et l'ovule. Elle peut aussi être utilisée en cas d'endométriose, parfois quand la quantité ou la qualité des spermatozoïdes est insuffisante ou encore lors d'une infertilité inexpliquée. Signalons qu'une nouvelle technique est aujourd'hui disponible et réalise la FIV à partir non plus d'ovules matures, mais par prélèvement et fécondation d'ovocytes immatures chez des femmes dont la pathologie ovarienne interdit une stimulation.

FIV ET ICSI

Lorsque le sperme est insuffisamment performant, responsable d'une hypofertilité masculine, on peut avoir recours à l'ICSI. Cette micro-injection de spermatozoïdes intracytoplasmique, c'est-à-dire à l'intérieur du cytoplasme de l'ovule, est une variante de la fécondation *in vitro* (FIV) réalisée en laboratoire. Un seul spermatozoïde, même immature, est alors utilisé et injecté directement dans l'ovule. Ces spermatozoïdes immatures peuvent également être obtenus par biopsie testiculaire. L'ICSI, mise au point dans les années 1990, a réalisé une révolution dans le traitement de l'hypofertilité masculine, soit environ dans 50 % des cas. Elle a connu un grand développement au point qu'en 2004, en France, 26 979 tentatives ont eu lieu (contre 20 850 essais de fécondations *in vitro* simples). La combinaison FIV + ICSI a conduit à 8 598 naissances cette même année [9].

FIV et DPI

Le diagnostic préimplantatoire (DPI) avec tri d'embryons est une autre technique récente qui s'est imposée depuis 2004 et dont les indications restent rares. La technique consiste à prélever et à analyser une ou deux cellules d'embryons conçus par fécondation *in vitro* et à sélectionner ceux que l'on va implanter dans l'utérus maternel en vue d'une grossesse. Cet examen est pratiqué dans des centres très spécialisés de façon à éviter les dérives – la sélection du sexe par exemple. Autorisé en France depuis 1999, son but premier est le dépistage d'une anomalie génétique éventuelle grave et incurable. Depuis les nouvelles lois de bioéthique de juillet 2004, ses indications ont été élargies. Désormais, il est possible d'effectuer cet examen pour sélectionner des embryons aux tissus compatibles avec ceux d'un autre enfant du couple, déjà atteint d'une maladie génétique. Le futur bébé sera alors donneur potentiel pour son frère ou sa sœur – par exemple, donneur d'une greffe de moelle osseuse. Le texte de la loi prend la peine de préciser que le désir d'enfant doit rester le but premier de la grossesse.

En 1986, dans *L'Œuf transparent*, Jacques Testart [14] dénonçait déjà le caractère potentiellement eugénique de ce dépistage très précoce et dont les indications sont floues, chacun pouvant interpréter la particulière gravité de la prédisposition à certaines maladies. Cette technique nouvelle a certainement permis la survie d'enfants condamnés, mais le prix éthique est élevé. Comme l'a fait remarquer ultérieurement Didier Sicard, président du Comité consultatif national d'éthique [15], le dépistage prénatal, d'une façon générale, est destiné à supprimer, à éradiquer certaines pathologies, et non à les traiter. Au service d'un véritable « non-droit à l'existence », il correspond au refus grandissant du handicap, de l'anomalie identifiable. On peut se demander comment un futur parent, face à la prégnance du regard social, pourrait décider de son désir authentique, y compris celui d'élever un enfant porteur d'un handicap, voire d'accompagner jusqu'au bout un bébé né avec une maladie létale.

Des problèmes sont spécifiques à la FIV

— *Une fécondation avec l'aide d'un tiers*
Le débat éthique surgit d'abord du fait que la fécondation *in vitro*, tirée hors de l'intimité sexuelle et conjugale, requiert l'aide d'un tiers intervenant, biologiste ou médical. La pénibilité et la lourdeur de la médicalisation doivent être soulignées. La recherche évolue cependant vers un allégement de ces procédures par utilisation de traitements hormonaux moins agressifs pour stimuler la fonction ovarienne. Toutes les équipes témoignent de la pauvreté de la sexualité des couples engagés dans des protocoles de soins toujours longs et assez douloureux. La crainte d'une popularisation de ce mode de conception virginale qui aurait tendance à se substituer à la fécondation écologique dans un avenir digne de la science-fiction est jusqu'ici sans fondement. En revanche, l'intimité perdue de la conception et la multiplicité des intervenants ont pour corollaire nécessaire l'incarnation en autant de personnages et d'acteurs (échographistes, biologistes, etc.) sur lesquels se projettent les images intérieures de chacun des patients : la douleur d'infertilité peut leur être retournée en revendication déçue. Cette situation asymétrique

et parfois conflictuelle explique que certaines équipes demandent volontiers la collaboration de spécialistes de la douleur morale que sont devenus les psychothérapeutes dans le monde développé.

– Une entreprise non dépourvue de risques

Les difficultés suscitées par la FIV sont surtout liées au risque de grossesses multiples et à la problématique de la congélation des embryons supplémentaires. Les chances de grossesse augmentent évidemment avec le nombre d'embryons replacés. On tend à en limiter le nombre à trois, car les grossesses multiples sont source de difficultés obstétricales et surtout de prématurité. Si toutefois une grossesse triple se déclare, il est proposé une réduction embryonnaire, euphémisme délicat pour désigner la destruction dirigée, et parfois hasardeuse, de l'un des produits de la fécondation. Cet acte est toujours très douloureusement vécu par ces couples en mal d'enfant qui, à l'issue de cette manœuvre, vont devoir simultanément accueillir une grossesse vivante et vivre le deuil d'un enfant resté potentiel, non désiré, mais réel.

Un autre risque est inhérent à l'état des gamètes utilisés pour la conception, en particulier en cas d'injection intracytoplasmique de spermatozoïdes (ICSI) ou après biopsie testiculaire. Un spermatozoïde immature ou anormal peut, en effet, véhiculer une anomalie génique, la stérilité masculine en particulier, qui sera alors transmise à l'enfant. La conception avec un sperme très pauvre annule la sélection naturelle qui aurait interdit cette cellule de reproduction. L'artifice est bénéfique à court terme – une fécondation peut survenir –, mais des effets négatifs à long terme sont à redouter. Le dilemme éthique est alors majeur, qui porte sur la transmission à la génération future d'anomalies que la nature cherche justement à éviter par la stérilité [9]. Autrement dit, il existe un risque paradoxal de constituer une stérilité de père en fils !

— La répétition des tentatives

La congélation embryonnaire, ou cryoconservation, améliore les performances statistiques de la fécondation en permettant de multiplier les tentatives de transfert. Les embryons surnuméraires sont congelés, avec l'autorisation claire des géniteurs, afin de servir pour d'éventuelles réimplantations ultérieures. Il en résulte une course contre le temps, une planification de la vie quotidienne et professionnelle suspendue aux échéances techniques, souvent une sexualité en berne. Ces couples courageux font penser à Sisyphe éternellement condamné à rouler un rocher, en remontant la pente. À peine parvenu au sommet, le rocher retombe emporté par son poids et le travail est à recommencer. L'accoutumance, voire la dépendance à la technique et aussi l'attachement à l'équipe des soignants et biologistes, les guette. Aussi le dispositif français a-t-il prévu la limitation du nombre de tentatives remboursées par l'assurance-maladie.

— Des embryons en trop grand nombre

Quand la cryoconservation n'est pas acceptée par les couples, ce qui arrive parfois, se pose alors le délicat problème du sort des embryons surnuméraires inutilisés. Ces derniers peuvent, selon le vœu des géniteurs, être donnés à un autre couple stérile (don d'embryon) ou bien être détruits après un certain délai. Toute-puissance de la technique sur la mort ou le développement embryonnaire… L'autorisation de donner les embryons abandonnés à l'expérimentation scientifique n'est pas à l'ordre du jour en France. Des biologistes

[10, 11] le regrettent, car il serait important de pouvoir décrire les événements moléculaires qui se produisent pendant les premiers jours de vie cellulaire afin de mieux reconnaître les embryons aptes à un développement normal : leur meilleure caractérisation permettrait de réduire le nombre des embryons transférés et donc le risque de grossesses multiples. En refusant l'expérimentation, on renonce à un matériel scientifique de valeur. Dans le même temps, la loi prévoit la destruction des embryons conservés au-delà de cinq ans, s'ils ne font pas l'objet d'un projet parental. Selon une estimation demandée par le ministère de la Santé et datant déjà de 2001 [16], près de 120 000 embryons humains seraient déjà congelés en France, dont 22 000 depuis plus de 5 ans. De telles incohérences sont probablement en rapport avec la crainte que l'éthique de la science ne se laisse déborder par des essais non conformes aux règles en cours. L'utilisation de cellules germinales congelées, au-delà de la mort de l'individu qui est à leur origine, pose un autre problème ardu.

Aucun embryon congelé n'a été créé par hasard, mais toujours dans le contexte d'un projet d'enfant qui ne s'est pas achevé. Si son couple géniteur ne souhaite finalement ni l'accueillir ni le donner, son seul avenir raisonnable est l'arrêt de son développement. C'est dans cette éventualité que se discute, pour l'embryon destiné à la mort, son inclusion dans un programme de recherche qui ne paraît pas plus choquant que les recherches à l'aide d'autres prélèvements humains (cornée, poumon, os, etc.) qui se font à tout âge de la vie.

– *Le temps de l'embryon congelé*

La congélation d'embryons non réimplantés en cours d'une FIV, car excédentaires, rend possible leur don à un autre couple étranger et stérile. La plupart des centres rappellent d'ailleurs les couples titulaires d'embryons congelés une fois par an (à la date anniversaire) pour connaître leurs intentions. Une petite fille est ainsi née en Australie en 1984 pour la première fois après cryoconservation et don. Si ce don est autorisé en France depuis les lois de bioéthique depuis 1994, le nombre d'embryons proposés, évidemment de façon gratuite, par les couples géniteurs reste cependant très restreint. Un centre de procréation suisse a l'habitude déclarée de montrer l'embryon congelé au couple donneur, dans le champ du microscope [15]. Cette vision induit un malaise parental, un sentiment de culpabilité suscité par l'embryon laissé au froid, et dont souvent des frères sont déjà nés. On explique ainsi la réticence au don de ces embryons à un autre couple. Comme les autres dons, dons d'organes, de sang et de sperme, le don d'embryon est soumis en France à l'anonymat et à la gratuité. La rémunération des donneurs est banalisée dans d'autres pays. Est-ce là un moteur de succès pour cette technique qui, pour certains, s'apparente à une adoption extrêmement précoce ?

La cryoconservation de l'embryon et la création d'un stock d'embryons adoptables font franchir un nouveau seuil éthique, celui de la fécondation hors du temps. Les embryons pouvant survivre à leur stade initial de nombreuses années, on peut les conserver dans le but de préserver la fertilité menacée chez des sujets subissant des traitements anticancéreux par exemple. Personne potentielle, l'embryon pourra se développer des années plus tard après ceux qui auront été ses jumeaux de vie embryonnaire. Il deviendrait même une autre personne potentielle s'il était donné à un autre couple, les données génétiques étant modulées par les facteurs multiples de l'épigenèse et par l'influence de l'environnement.

La fécondation
à l'extérieur du couple

Il existe désormais deux techniques qui, pour réaliser une fécondation, cherchent des gamètes étrangers au couple : ce sont l'insémination avec donneur (IAD) et le don d'ovule.

L'INSÉMINATION AVEC DONNEUR

L'insémination avec donneur supplée à l'infertilité masculine par azoospermie. Le principe de l'IAD consiste à remplacer les éléments cellulaires déficients par des cellules sexuelles provenant d'un tiers extérieur au couple. Pratiquée médicalement dès la fin du XIXe siècle avec du sperme étranger frais, cette insémination s'est longtemps faite dans la clandestinité, s'apparentant à un adultère caché. Sa pratique s'est institutionnalisée sur un mode médical en France à partir des années 1970. Elle est régulée et organisée par les Centres d'étude et de conservation des œufs et du sperme (Cecos). Cette institution assure des bases éthiques et sanitaires : anonymats, gratuité, concordances morphologiques entre donneurs et receveurs, appel à la générosité et à la solidarité de ceux qui ont déjà des enfants. Depuis sa création, 40 000 enfants sont ainsi nés grâce au don de spermatozoïdes.

LE DON D'OVOCYTES

De façon symétrique, le *don d'ovocytes* s'adresse aux femmes souffrant d'insuffisance ovarienne, voire de ménopause précoce. Il s'agit de la même technique que la fécondation *in vitro* (FIV), mais avec un ovule étranger. Le don est strictement régulé en droit français et la rareté des donneuses est remarquable, la demande dépassant largement l'offre. La réglementation varie selon les pays d'Europe. Le don est rémunéré dans plusieurs pays de l'Union européenne et aux États-Unis qui ont donc accepté implicitement le commerce de parties du corps humain. La loi de bioéthique pourrait encore évoluer en France dans cette direction. En attendant, les femmes souhaitant un tel don peuvent facilement l'obtenir dans les pays voisins. Selon certains témoignages non chiffrés, cette quête d'un ovule à féconder entretiendrait un flux de tourisme procréatif au même titre que l'IAD qui souffre aussi d'une crise de recrutement des donneurs. Le don d'ovule a aussi permis la fécondation de femmes ayant largement dépassé l'âge de procréer. Quelques cas extrêmes de femmes ayant pu devenir mère à 60 ans, voire avec l'ovocyte donné par leur propre fille, ont été largement médiatisés.

DES DÉRIVES POSSIBLES

– *L'ovule, un organe précieux*
La dissociation de la maternité entre mère génétique et mère porteuse de la gestation a fait débat autour du don d'ovule, car la représentation maternelle supporte mal le clivage. On admet plus volontiers que le père biologique et le

père éducatif soient deux personnes distinctes. D'ailleurs, les candidates donneuses d'ovule non rémunérées, comme c'est encore le cas en France, entrent difficilement dans un protocole d'anonymat. Leur vocation à donner est souvent passionnelle. Elles souhaitent donner leur ovule à une femme précise qu'elles protègent et espèrent gagner une place privilégiée auprès de l'enfant à venir, tant il est vrai que la maternité est un souhait global qui se partage difficilement. Une étude [4, 5] des candidates donneuses dans le cadre de la gratuité, a montré le prix inestimable qu'elles attachaient au produit de la filiation ainsi que leur désir d'obtenir une place d'élection auprès de l'enfant s'il venait. Dans les représentations les plus courantes, l'ovule n'est pas comparable au sang et au sperme, liquides inépuisables. L'ovule est un organe singulier, un organe de valeur : en faire cadeau entretient un fantasme de reproduction entre femmes, voire d'inceste (sœur-sœur ou frère-sœur par l'intermédiaire de la belle-sœur). C'est même le seul gamète indispensable en procréation. Le langage biologique lui attribue même le statut de préembryon. Le clonage animal démontre en effet que le spermatozoïde peut être remplacé par le noyau d'une cellule banale. Seul, l'ovule est indispensable. Cette notion scientifique nouvelle peut faire incursion dans l'imaginaire parental et stimuler le fantasme de reproduction parthénogénétique en se passant de l'élément biologique masculin.

– Le risque d'instrumentalisation marchande

L'évolution commerciale abrase les représentations intérieures de la maternité. L'instrumentalisation des constituants biologiques de la filiation est en marche dans de nombreux pays. En matière de don d'ovule, on peut s'interroger sur la misère morale de celles qui sont ainsi prêtes à vendre leur potentiel d'éternité. Leur misère fait penser à celle des ouvrières du XIXe siècle et aux mises en nourrice massives des nouveau-nés parisiens décrites par Philippe Ariès [2]. À cette époque, la révolution industrielle offrait, en Europe, emploi et survie aux femmes à condition de se défaire des tâches maternelles. Les chiffres sont stupéfiants pour nos consciences modernes habituées aux pratiques contraceptives. À Paris, en 1866, pour une population d'environ 600 000 habitants, entre 22 000 et 23 000 nouveau-nés – soit près de la moitié du total des naissances qui s'élevait alors à 53 000 – sont confiés pendant plusieurs années à des nourrices mercenaires. Les mères de familles modestes doivent travailler pour survivre, et l'enfant part en exode vers des nourrices de campagne, négligentes, indifférentes ou surmenées. Le taux de mortalité infantile de ces « petits Paris » atteint un tel niveau (71 %) que le corps médical s'alarme et propose les premiers règlements de protection maternelle et infantile. Ce marché nourricier cruel était l'effet de la misère. La femme n'avait pas de choix. L'instinct de conservation individuel lui dictait de travailler pour survivre et d'abandonner l'enfant qui en mourait [7]. Le sacrifice de la filiation pour raison économique n'a donc rien de neuf. Cette référence au passé permet de relativiser la détresse des femmes qui vendent leurs ovocytes dont le stock est si précieux.

– *Les dissociations de la parenté*

Les problèmes créés par l'insémination avec donneur (IAD) et par le don d'ovule sont également liés à la dissociation entre composants de la filiation génétique d'un côté, affective et sociale de l'autre, et de leurs conséquences tant au niveau de l'enfant que du parent dont la stérilité biologique reste intacte malgré leur nouveau statut de parent : que doit savoir l'enfant ? Quel rôle accorder au donneur ? Le lien de filiation en sera-t-il fragilisé ? Fabrique-t-on un secret de filiation ? La loi française a cadré les techniques dans un modèle normatif traditionnel. Elles sont réservées aux couples hétérosexuels vivants et en âge de procréer ; elles sont gratuites et anonymes comme pour les autres dons d'organes. Dans les faits, les femmes seules ou homosexuelles en couple peuvent facilement accéder à l'IAD en se rendant dans de nombreux pays étrangers et vivre leur grossesse en France avec tous les droits sociaux afférents. À ce propos, notons que le débat sur la parenté des homosexuels est particulièrement confus. Il mélange souvent deux situations : celle d'être élevé, éduqué par deux parents du même sexe, et celle d'être déclaré comme enfant de deux parents de même sexe. Pour chacun, homme ou femme, il existe trois niveaux de parenté qu'on ne peut confondre : la parenté biologique fondée sur l'hérédité génétique, la parenté nominative qui préside au choix du patronyme de l'enfant et la parenté éducative qui désigne le lien privilégié que noue l'enfant avec la ou les deux personnes qui l'éduquent. Comme l'énonce Serge Tisseron [17], le droit de l'enfant est d'avoir un géniteur et une génitrice désignés, un parent donneur de nom identifié et un support éducatif ou au minimum un tuteur légal.

— *Un secret peut en cacher un autre*

L'argument de la constitution d'un secret de filiation pour l'enfant né après insémination avec donneur (IAD) ou après don d'ovule mélange, lui aussi, deux secrets. Il y a le mystère de l'origine des gamètes mâles, mais l'origine paternelle n'est-elle pas toujours marquée d'incertitude ? *Mater semper certa est, pater incertus* : l'humanité s'accommode souvent d'un nuage de fumée entourant l'engendrement paternel. L'autre secret, beaucoup plus lourd, est celui de la stérilité du père, car stérilité et impuissance sont souvent dans une relation d'équivalence pour le psychisme masculin et sa reconnaissance est problématique pour chacun. C'est ce secret-là, celui de la stérilité paternelle, qui est muré par la technique. Le don d'ovocytes pose théoriquement les mêmes problèmes symétriques, bien que la stérilité féminine soit socialement mieux acceptée. En ce cas, la filiation est attestée par la gestation maternelle.

L'harmonisation des pratiques ?

Le débat éthique qui a démarré dès les premières performances des années 1970 se poursuit et n'est pas près de s'éteindre. Robert Edwards, le père scientifique de Louise Brown, ne déclarait-il pas que si l'on arrêtait la recherche scientifique en Europe, elle se développerait irrésistiblement ailleurs ? Le débat est encore compliqué par le fait que les pratiques sont loin d'être homogènes d'un pays à l'autre, même quand on se limite au monde occidental, et leur harmonisation ne se profile pas à l'horizon. Ainsi, dans plusieurs pays d'Europe (Suède, Grande-Bretagne, Espagne, Belgique), l'anonymat du donneur de sperme est levé – le nombre des candidats donneurs a en conséquence chuté – alors qu'il reste illicite en Allemagne, comme d'autres pratiques biologiques. Quant au don d'ovule, il est carrément commercialisé et rémunéré en Catalogne et en Belgique.

Sans faire le catalogue des pratiques, on peut noter que chaque pays inscrit celles-ci selon ses normes culturelles. La France de tradition républicaine et des Droits de l'homme proscrit le commerce des parties du corps humain et l'instrumentalisation de celui-ci, comme dans le cas des mères de substitution, ou mères porteuses. L'Allemagne qui doit gérer l'héritage eugéniste du nazisme dispose d'une législation encore plus restrictive quant à la PMA. Dans les pays anglo-saxons et aux États-Unis en particulier, qui soutiennent la non-ingérence de l'État dans les affaires intimes, les agences de mères porteuses et le commerce des gamètes ont pignon sur rue. À cette absence d'harmonisation des pratiques, il faut ajouter la liberté éthique des praticiens [3] qui se réservent de refuser d'engager dans des parcours techniques complexes des patients dont les situations sont aux limites du raisonnable.

L'AMP, paradigme
de la médecine contemporaine

Compte tenu de ses avancées et de son évolution, on peut considérer que l'assistance médicale à la procréation est devenue paradigmatique de l'évolution de la médecine contemporaine. La médecine moderne ne se contente plus d'intervenir *a posteriori* auprès de sujets malades. Par l'AMP, elle intervient aussi et *a priori* sur le processus même de la vie. Son efficacité réelle comporte un risque, celui de l'emprise de la technique et de son idéalisation par des sujets au désespoir de leur mal d'enfant. La réponse technique est, en outre, conforme à l'évolution générale des soins médicaux vers un morcellement spécialisé du sujet. Le patient n'est plus saisi dans son intégralité de sujet souffrant par le processus thérapeutique. La sophistication technique conduit les praticiens à réaliser des prestations qui peuvent les satisfaire, mais en abandonnant le souci de la prise en charge globale des patients. Celle-ci est souvent déléguée au personnel paramédical. Par exemple, une secrétaire donne par téléphone le résultat crucial de la présence ou non d'embryons après fécondation *in vitro* ; des résultats biologiques ardemment attendus sont communiqués par le laboratoire et par courrier.

Les patients de la procréation médicalement assistée se plaignent du contraste entre la pratique scientifique délicate et la pénibilité du parcours tel qu'il a été décrit, et surtout de l'accueil humain trop peu compassionnel. Il est vrai qu'ils mettent dans la technique l'espérance inouïe d'immortalité que suggère la procréation. Le morcellement inévitable lié à l'évolution médicale technologique est acceptable en certains domaines, en chirurgie cardiaque ou oculaire par exemple, où le patient n'engage qu'une partie de lui-même. Ce morcellement peut être insoutenable quand l'enjeu est celui de sa propre filiation. Confrontés à la souffrance de l'infertilité, aux fantasmes, à la rêverie, aux réminiscences qui accompagnent le désir d'enfant, aux complexités de la sexualité, les praticiens de la procréation médicalement assistée (PMA) frôleraient l'erreur technique s'ils ne parvenaient pas à faire abstraction de ces thématiques intimes que leur formation ne leur apprend d'ailleurs pas à contenir : la qualité de la prestation biomédicale exige de leur part un clivage psychique efficace les protégeant de leurs propres émotions suscitées par la souffrance du patient, même si cela se fait au détriment du confort de ce dernier. Faut-il pour autant regretter que les praticiens du progrès aient renoncé au rôle compassionnel qui était celui des médecins démunis d'autrefois ?

À cette impasse, nous proposons une solution originale que nous développons plus loin dans cet ouvrage : une consultation associant le praticien qui fait l'offre technologique à l'écoute en binôme [6] d'un psychanalyste. Pour les couples engagés dans le parcours biotechnique, les échecs sont souvent l'occasion d'une rancœur profonde et durable, et cela pour une raison majeure : bien que prévenus du taux limité des résultats positifs, l'emprise idéologique de la technique est telle qu'une croyance déraisonnable s'installe. Chacun des acteurs du parcours technique risque alors de faire sien le sinistre propos heideggérien selon lequel « à l'ère de la technique, tout de l'être devient opérable ».

De la procréation de l'avenir à la naissance-fiction

> *Nous voulons, tant le feu nous brûle le cerveau*
> *Plonger au fond du gouffre, Enfer ou Ciel, qu'importe !*
> *Au fond de l'Inconnu pour trouver du nouveau.*
>
> BAUDELAIRE, *Le Voyage.*

La banalisation rapide des techniques nouvelles de procréation peut surprendre, comparée à l'extraordinaire impact médiatique et à la vivacité du débat éthique qui ont entouré les premiers succès de la fécondation *in vitro* en France, en 1981. Les enfants nés à leur suite ne révélant aucune spécificité de développement, du moins jusqu'à l'âge adulte, les nouveautés biotechnologiques ont été très naturellement intégrées à l'arsenal des traitements de la stérilité. Ce sont les perspectives d'avenir de la procréation assistée, liées aux grandes découvertes scientifiques du XXe siècle, qui suscitent aujourd'hui des interrogations et, parfois, des craintes. La découverte de la structure de l'ADN a lancé l'aventure de la biologie moléculaire ; les technologies du gène n'ont cessé de se multiplier depuis. Le concept d'unité du vivant acquis avec le code génétique d'une part, l'effacement des barrières essentielles entre organismes vivants et organismes inanimés d'autre part, font rêver d'un progrès technologique qui pourrait annoncer la fabrication d'hommes artificiels ou d'artefacts humains [1]. Une telle rêverie transforme l'horizon de l'espèce humaine. Nous souhaitons ici envisager et discuter les innovations qui se profilent à l'avenir. Si la dissociation entre sexualité et procréation est admise depuis la diffusion de la contraception, le débat éthique se concentre maintenant sur les modifications des caractères génétiques de l'espèce humaine qui résulteraient, à moyen terme, des nouveautés technologiques de l'assistance à la procréation.

Des innovations à l'horizon

Pour le moment du moins, le diagnostic préimplantatoire (DPI) avec tri embryonnaire décrit au chapitre précédent est soumis à des indications rares et bien cadrées. La loi française interdit d'effectuer une sélection des embryons en fonction d'autres critères que celui justifiant la technique : une maladie grave et transmissible. Certes, les détracteurs insistent sur le caractère aléatoire de l'interprétation de la gravité de la maladie génétique en cause et sur la facilité des dérives possibles vers un eugénisme de confort – on pourrait, par exemple, facilement sélectionner le sexe, la couleur des yeux et d'autres variables génétiques et créer en quelque sorte des enfants à la carte –, mais la législation française, malgré les modifications de 2004, reste restrictive, à la différence d'autres pays où aucun texte explicite n'interdit ni n'autorise.

La situation concernant le clonage reproductif et non reproductif, ainsi que la grossesse extracorporelle, ou ectogenèse, est tout autre : si ces techniques sont encore du domaine du rêve dans l'espèce humaine, elles font d'ores et déjà l'objet de spéculations, car à titre expérimental, sur l'animal, des avancées importantes ont eu lieu.

LE CLONAGE REPRODUCTIF À L'INTÉRIEUR D'UNE MÊME ESPÈCE

Le débat sur le clonage des mammifères a été ouvert par la naissance de la brebis Dolly en 1997. Il s'agissait du premier clonage reproductif, c'est-à-dire de la création d'un embryon par transfert du noyau de cellule somatique dans un ovule de la même espèce, puis implantation utérine du préembryon ainsi produit. Par la suite, le clonage reproductif a été réalisé chez des animaux de petite taille (chats, souris) et aussi, jusqu'au stade d'embryon, chez des primates, ce qui rend possible à moyen terme le clonage humain. De fait, techniquement rien ne s'oppose à sa réalisation clandestine. Des recommandations éthiques de l'ONU se prononcent clairement pour sa proscription chez l'être humain. L'ONU est la seule instance internationale à valeur morale : ses prises de position sont des recommandations, non des interdits.

LE CLONAGE INTERESPÈCE

Des découvertes inattendues sur le mécanisme de reproduction des mammifères ont suivi la naissance de Dolly. Les travaux d'équipes de biologistes de Shanghai, puis de Corée, ont montré qu'il était possible de produire des cellules souches embryonnaires, par transfert de noyaux humains dans des ovules non humains (en l'occurrence, des ovules de lapines). Ces préembryons, à fort potentiel évolutif, sont capables de se développer en un organisme entier. Il s'agit là d'un clonage non reproductif et interespèces. Il n'y a jusqu'ici qu'un faible pourcentage de réussite et jusqu'à un stade limité de développement de l'embryon – le pourcentage est d'autant plus faible que la distance anatomique et évolutive entre les deux espèces est plus grande.

Réimplantées dans un utérus, ces cellules souches risqueraient de conduire à la production d'embryons de chimères interespèces monstrueuses. La recommandation de l'ONU déconseille clairement la poursuite de ces recherches. Il faut préciser cependant que l'étude des matériaux biologiques ainsi produits (et évidemment non réimplantés) conduirait à une meilleure connaissance de mécanismes cellulaires fins et pourrait constituer l'espoir de créer un matériel génétique utilisable aux fins de la thérapie génique. Cette perspective maintient l'impulsion de ces recherches.

L'UTÉRUS-MACHINE

Jusqu'à ces découvertes scientifiques récentes, tout était simple en fécondation assistée : de la fusion de deux gamètes de sexe différent au laboratoire, par un protocole de FIV, résultait un œuf fécondé, c'est-à-dire un être potentiel. Dorénavant, des préembryons intra- et interespèces peuvent aussi se développer sans fécondation, par clonage, à partir d'artefacts de laboratoire. Insistons sur le fait qu'il s'agit de purs produits d'expérimentation, réservés à la recherche. Néanmoins, leur implantation couronnée de succès dans un utérus leur assurerait la qualification d'embryon et, donc, la potentialité de devenir des êtres vivants.

Selon Henri Atlan, c'est d'ailleurs l'interdiction de l'implantation utérine qui empêche le clonage reproductif. Si ce verrou sautait, si l'implantation utérine elle-même pouvait se faire facilement, de façon artificielle, dans une machine construite en laboratoire, des motivations au clonage humain (aujourd'hui limitées à des fantasmes d'immortalité) pourraient se développer. Précisons que, depuis les années 1970, de nombreuses tentatives ont déjà eu lieu chez l'animal, y compris chez les mammifères, mais aucune n'a encore abouti à un être achevé. Le projet est de favoriser une gestation dès le début du processus vivant dans un incubateur fonctionnant comme un utérus et dont la mise au point n'est certes pas pour demain, mais sans doute pour bientôt. Stimulée par le désir de femmes voulant faire l'économie de la gestation, la technique de l'ectogenèse ou gestation extracorporelle pourrait bien voir le jour dans les prochaines décennies, avant la fin du XXIe siècle.

Dès 1928, Aldous Huxley imaginait un « meilleur des mondes » [8] où l'organisation sociale eugéniste ferait disparaître les notions de famille, de père et mère. Il anticipait la reproduction artificielle et contrôlée de l'espèce humaine en ayant recours à la gestation extracorporelle dans un utérus-machine. Dans son livre sur la gestation extracorporelle, *L'Utérus artificiel* [1], Atlan reprend cette fiction. Il prévoit même sa réalisation pour notre siècle. Selon lui, dans moins de cent ans, des incubateurs sauront prendre en charge l'implantation et le développement de l'œuf humain, fécondé par FIV, entre le 5e jour et la 24e semaine de gestation. Il est déjà acquis que les procédures actuelles de fécondation *in vitro* (FIV) permettent à l'œuf fécondé de survivre 4 à 5 jours en laboratoire au stade de blastocyte (ce qui représente quelques dizaines de cellules), avant d'être réimplanté dans un utérus. Après ce stade de blastocyte, la réimplantation utérine est indispensable. À l'autre extrémité du processus naturel de la grossesse, dans les services de soins intensifs et de réanimation néonatale, des bébés de 24 semaines (soit 6 mois) de gestation, donc très prématurés, survivent et se développent dans un incubateur où ils reçoivent des soins adaptés.

L'utérus artificiel serait une sorte de « machine-mère » capable de combler l'écart de développement fœtal de 5 à 6 mois qui ne peut actuellement se dérouler que dans un ventre féminin. Des étapes scientifiques complexes ont encore à être résolues comme la synthèse de l'endomètre et du placenta avant que cette machine ne puisse être opérationnelle. En effet, loin d'être un incubateur passif et reproductible en laboratoire, l'utérus humain est un organe creux doublé d'une membrane, l'endomètre, dont les propriétés sont mal connues. Outre sa fonction d'échange et de nutrition, l'endomètre est doué de propriétés immunitaires. La nidation de l'embryon au cours de la grossesse naturelle est l'équivalent d'une greffe étrangère qui ne serait pas rejetée. La nidation que l'endomètre tolère en défiant les lois de l'immunité correspond probablement à une fonction spécifique de la paroi utérine. On a même fait l'hypothèse que le démarrage du travail utérin, conduisant à l'expulsion du fœtus à terme, correspondrait à la rupture de la tolérance du système immunitaire maternel au parasitisme du fœtus.

La réalisation de la machine hautement complexe que serait un utérus artificiel est encore aujourd'hui improbable. Il n'en reste pas moins que si la technique était mise au point chez les mammifères, on ne voit pas ce qui empêcherait son application à l'humain. L'interdiction du clonage humain par interdiction de l'implantation utérine humaine de matériel cellulaire produit au laboratoire est actuellement le verrou essentiel, le point de butée infranchissable. Si l'utérus artificiel était au point, l'interdit comme tout interdit éthique ou religieux serait évidemment transgressé. L'application à l'espèce humaine de la fécondation non sexuée comme le clonage par transfert de noyau somatique et, peut-être, la parthénogenèse, deviendraient possibles. On pourrait ainsi avoir des hommes et des femmes capables de se reproduire génétiquement, mais sans aucun contact physique. Que restera-t-il de l'amour humain si les voies de l'enfantement ne sont plus celles de la sexualité ?

On peut cependant espérer que l'ectogenèse reste une pratique marginale, comme l'AMP est marginale au regard de la procréation naturelle, après des décennies d'existence. Les retombées sociales et familiales sont néanmoins difficilement prévisibles.

Les conditions de réalisation
de pareils rêves futuristes

La recherche scientifique est bien loin de fonctionner selon le précepte de Rabelais : « Science sans conscience n'est que ruine de l'âme. » Depuis le début de l'aventure du progrès scientifique, depuis trois siècles à peine, il semble plutôt que la science avance sans penser à ses conséquences. L'évolution scientifique se fait selon deux exigences. La première est celle de la curiosité insatiable du chercheur. La recherche appartient au rêve et renoue avec le mystère métaphysique de l'enfance (« où étais-je avant de naître ? »). La passion pour l'énigme de l'origine de la vie, ou de celle de la matière, ignore la limite de la réalité qui s'imposerait si le caractère discutable ou dangereux des retombées de la découverte était envisageable à l'avance. L'autre exigence qui guide la recherche est constituée par les impératifs des systèmes économiques, même si cela est souvent dénié. Que l'on pense simplement à la puissance des trusts pharmaceutiques en procréation assistée.

LE MYTHE DE DÉDALE

Le grand généticien britannique John B. S. Haldane, en 1923, avec un pessimisme imprégné des horreurs de la Première Guerre mondiale, avait fait une série de prédictions concernant l'avenir de la biologie de la reproduction, dont certaines se révèlent des intuitions de génie [7]. Prévoyant l'avenir d'une procréation artificielle, c'est lui qui a inventé le terme d'ectogenèse dont il a annoncé l'avenir. Haldane propose comme métaphore de la recherche scientifique moderne le récit mythologique de Dédale, le modèle de l'inventeur génial qui ne se préoccupe ni des dieux ni de la morale. Rappelons que Dédale a été appelé auprès du roi de Crète, Minos, pour inventer un artifice permettant à sa reine, Pasiphaé, l'accouplement avec un taureau. Pasiphaé, à la suite d'une vengeance de Poséidon, est, en effet, animée d'un désir sexuel furieux et sans limites que seul un taureau peut satisfaire. Dédale construit donc une génisse de cuir si parfaite qu'en s'y glissant, la reine réalise l'accouplement contre nature dont naît le Minotaure*. Dans le récit mythologique, ni ce succès en génétique expérimentale (encore inégalé de nos jours) ni son inventeur ne font l'objet d'un châtiment (si l'on songe à Prométhée enchaîné pour avoir dérobé le feu !). En cela, toujours selon le pessimisme de Haldane, Dédale est comme un savant moderne. Il échappe à toute punition. D'où cette sombre conclusion : toute invention biologique commence à paraître comme une perversion, avant d'être acceptée et même transformée en rituel social [1].

On doit aussi à Dédale, inventeur de génie, les premières figures animées citées par Platon, puisque c'est lui qui fabrique les ailes d'oiseau pour s'échapper avec son fils Icare du labyrinthe où Minos les tient prisonniers. Il réussit à se poser en Sicile tandis qu'Icare, première victime de l'excès, du débordement technologique, périt dans les eaux. L'histoire a bien retenu la mésaventure d'Icare, puni d'avoir défié le soleil, mais oublié celle de Dédale, premier auteur humain

---

* Par la suite Minos demanda au même Dédale la construction d'un labyrinthe pour contenir cet enfant monstrueux, mais c'est là une autre histoire.

d'une procréation contre nature fabriquant une chimère, le Minotaure. La référence au récit mythologique souligne que la recherche ne s'arrête jamais, régie par le principe de plaisir et non par l'adéquation à la morale. La préoccupation éthique et ses recommandations se font malheureusement toujours en aval des découvertes.

Au terme de sa réflexion, Haldane pose cette question cruciale : « De qui est-ce l'affaire ? » Cette question est essentielle, car elle contient toute la préoccupation éthique qui vise à régler ce qui est bon pour l'humanité. Qui est en charge de réguler ces questions : l'individu, l'État ou l'espèce ? Au niveau de l'individu, force est de constater que la vie reproductive des femmes occidentales est déjà complètement médicalisée depuis la diffusion de la contraception. De plus, pour celles qui laissent passer les années de fertilité optimale, il n'y a qu'un pas entre la contraception et la PMA. L'État, en France, intervient par le relais de l'assurance-maladie qui limite le nombre, et la dépense, des essais pris en charge. Quant à la question de l'espèce, les lois de bioéthique de 2004 ont introduit le concept de crime contre l'espèce pour qualifier le clonage reproductif. Cette définition se heurte évidemment à la réalité biologique de l'unité du vivant puisque, comme nous l'avons vu, un pseudo- (ou pré)embryon fabriqué en laboratoire pourrait, dans certaines circonstances, devenir un embryon, puis un être humain à part entière [1].

DES PERSPECTIVES HÉTÉROGÈNES

Les trois évolutions techniques décrites dans cet ouvrage – DPI, clonage et utérus artificiel – ne sont pas équivalentes. Le diagnostic préimplantatoire (DPI) avec tri embryonnaire, malgré la lourdeur du procédé, aura peut-être quelque succès, mais il n'altère pas la qualité humaine des enfants produits. Il en va autrement pour le clonage reproductif. Un savant fou pourrait créer des chimères monstrueuses dignes des fantasmes du cinéma d'horreur. D'autres excentriques peuvent fabriquer des clones, copies presque parfaites de leur parent, mais privés de la liberté qu'apporte la loterie génétique, tel un jumeau homozygote, mais décalé dans le temps. L'utérus artificiel fait courir un risque supplémentaire, celui de modifier l'être vivant produit en le privant de la valeur humanisante de la gestation intra-utérine. Le seul rempart contre le caractère déshumanisant de certaines techniques réside finalement dans la conscience éthique de ceux qui pratiquent la recherche, ce qui n'est pas forcément rassurant.

Le baby business

À côté du mouvement scientifique irrépressible qui conduit les chercheurs à toujours interroger plus avant l'origine du vivant, existe aussi la stimulation donnée par le marché financier. Les enjeux économiques de l'assistance à la procréation sont déjà de nos jours considérables. Si les réalisations scientifiques que nous décrivons s'appliquaient à l'espèce humaine, nous assisterions à une véritable inflation du marché des traitements hormonaux et du commerce des gamètes des deux sexes dans le monde. Ce marché est déjà actuellement florissant en particulier aux États-Unis où des sociétés spécialisées – certaines sont même cotées en Bourse – proposent sur catalogues, comme pour n'importe quel objet manufacturé et de consommation, des échantillons de sperme, des ovules, des embryons ou des mères porteuses[*] sur la base de critères physiques, sociaux, religieux ou autres. Les prix sont élevés et très variables, car ce marché engendre une vive concurrence.

L'instrumentalisation marchande des produits du corps humain et même du corps tout entier, lorsqu'il s'agit de mères porteuses ou de gestation pour autrui (GPA), est encore étrangère à notre environnement, mais les choses peuvent changer. Le rythme de développement et d'intégration des techniques par les cultures diffère d'un pays à l'autre, même si l'organisation sociale paraît proche. Ainsi aux États-Unis, l'intervention de l'État dans les méthodes de procréation serait considérée comme une atteinte à la liberté individuelle. La législation diffère ainsi d'un État de l'Union à l'autre et il n'y a pas de règle fédérale. Place libre au marché ! Le corps médical se contente de vérifier la qualité des pratiques et la transparence des résultats [9].

Une économiste de l'Université de Harvard, Deborah Spar [10], soutient même qu'il s'agit moins d'un simple commerce que de la mise en place d'un véritable complexe industriel dédié à la fertilité et dont le bébé est le produit. Cette industrie étourdissante brasse aux États-Unis 3 milliards de dollars par an. Elle inclut la fabrication d'hormones de synthèse par de grandes firmes, la collecte des ressources renouvelables (ovules, sperme, embryons, mères porteuses), une section de commerce international (les demandes qui affluent de l'étranger), des services experts (FIV, ICSI et

---

[*] La pratique de mère porteuse, ou gestation pour autrui (GPA), assimilée à un commerce de produit du corps humain, est illégale en France mais tolérée dans de nombreux pays étrangers dont les États-Unis.

autres technologies), un secteur immobilier (cliniques et autres locaux) et le stockage de longue durée (banques d'embryons). La chercheuse américaine montre surtout que ce marché économique est chaotique. Les valeurs qui habituellement devraient le pondérer – la transparence, l'information et la concurrence – ne fonctionnent plus, car le désespoir des clients – les couples stériles – les pousse à engager n'importe quelle technique et à n'importe quel prix, pourvu que l'espoir d'obtenir un enfant soit satisfait. En l'absence de contrôle gouvernemental, ce commerce déraille. Dans le pays de la libre entreprise, le désir d'enfant à tout prix, défiant toute théorie économique, est capable d'affoler le marché.

Quelle nouvelle humanité ?

Sans prendre parti sur les considérations éthiques ou commerciales, il peut être intéressant de se demander quels couples, quelles femmes, seraient disposés à suivre dans leur fuite en avant des techniques qui, pour le moment encore, paraissent futuristes. La souffrance de stérilité et l'appel du marché sont capables de mobiliser un nombre considérable de patients. Le marché augmente avec l'offre technologique dont l'inventivité ne tarit pas. En conséquence, une question se pose : si des techniques extrêmes comme le clonage et l'ectogenèse se révélaient performantes, les parents en quête d'enfant s'y précipiteraient-ils ou bien seraient-ils retenus par un sursaut d'humanité traditionnelle ? Ces techniques lourdes et coûteuses, bien que banalisées, pourraient aussi demeurer des pratiques exceptionnelles.

DES FEMMES AU NARCISSISME BLESSÉ

Nous avons déjà évoqué ces femmes habituées des consultations d'infertilité qui ont laissé le temps passer et jouer contre leur fertilité potentielle. Leur souffrance est extrême et appelle au soulagement. Souvent, elles ont manqué d'information essentielle quant à l'horloge de leur biologie. Pour d'autres, ce sont des circonstances adverses qui ont joué : quête du compagnon idéal, quête obstinée d'une place rêvée dans la société et découragement devant la conjoncture économique et sociale. Lorsque la contraception fait partie des mœurs, la décision de grossesse devient lourde à prendre.

Souvent ces femmes ne se décident qu'au premier signe de vieillissement, au premier cheveu blanc. La fécondation est alors difficile à obtenir, surtout s'il s'y mêle de l'angoisse névrotique ou la mémoire inconsciente de souvenirs traumatiques. Pour ces femmes, la PMA est un recours et elles seraient prêtes à tout accepter, y compris la grossesse extra-corporelle (d'autant que bien des échecs de FIV sont des échecs de nidation), si aucun travail psychothérapique n'était fait pour les aider à sublimer leur désir désespéré vers un autre objet, par exemple l'adoption. La clinique de l'infertilité est la clinique de la douleur, de la blessure dans l'estime de soi que peinent à réparer bénéfices secondaires ou sublimations exceptionnelles. La vulnérabilité de ces sujets est telle qu'ils sont prêts à adhérer à n'importe quelle promesse pourvu qu'un enfant soit au bout. C'est sur ce terrain douloureux que les techniques de demain pourraient trouver un accueil.

DES MÈRES SANS GROSSESSE

Dans notre expérience, la plupart des femmes rencontrées sur le terrain médical, y compris les homosexuelles, sauf quelques irréductibles féministes qui ont une profonde identité masculine, désirent la grossesse et l'accouchement, aussi intensément qu'elles désirent l'enfant, à condition de maîtriser la date de conception et d'être assurées d'une expérience totalement sécurisée [2,3]. Pour la jeune génération, depuis les progrès obstétricaux, la peur de la fin de la grossesse et les récits ancestraux de morts en couches ont déserté les salles de naissance. La contraception permet de programmer à sa convenance. La sécurité et les avantages sociaux d'une grossesse bien surveillée, la disparition de mortalité et morbidité obstétricales sont des acquis du monde occidental. Il est actuellement difficile d'imaginer des femmes renonçant d'avance à la plénitude d'enfanter, boudant l'exercice de cette maîtrise matricielle, de ce pouvoir exorbitant : créer un être humain en quelques mois dans un contexte sécurisé et gratifiant !

En outre, la réalisation de la grossesse fait partie du narcissisme féminin. Donner naissance, le miracle de voir un corps humain sortir de son propre corps, fait changer de rivage. La plupart en mémorisent l'expérience comme la rencontre d'une complétude inconnue auparavant. Il est exceptionnel qu'une femme regrette d'avoir accouché. Celle qui n'a encore jamais enfanté, mais a bénéficié d'une bonne identification maternelle, a l'intuition d'aller vers un événement fondateur, vers un moment essentiel qui va la transformer et, retrouvant en elle les traces du bébé d'autrefois, lui donner le talent d'accueillir et de comprendre son nouveau-né. La recherche dans le domaine de la psychopathologie périnatale a révélé les transformations psychiques de la mère à l'occasion de sa gestation [4]. La jeune femme actualise à la fois des temps forts de sa névrose infantile et des moments traumatiques de sa petite enfance. La mémoire de ces moments psychiques nourrit le lien libidinal mère-fœtus, mère-bébé. Ce lien transforme la jeune mère, il fait mûrir en elle l'aptitude à s'identifier et à comprendre les signaux de son enfant. Privée de cette expérience organique, quelle disponibilité, quel accueil réservera au bébé la mère d'après l'ectogenèse ?

DES COUPLES NOUVEAUX

La contraception est déjà responsable d'importantes modifications sociales. Portée par le mouvement féministe, elle a recueilli l'adhésion de la majorité des femmes et transformé leur place dans la société en leur permettant d'accéder à des fonctions inimaginables deux générations auparavant. La contraception a aussi modifié les relations traditionnelles à l'intérieur des couples. La famille nucléaire telle que nous la connaissons résisterait mal à la diffusion de nouvelles techniques comme l'utérus artificiel. Certains affirment cependant, pour bénéfice essentiel, la séparation complète de la sexualité d'avec la reproduction, la fin de la guerre des sexes, père et mère se trouvant grâce à l'ectogenèse à égalité face à la reproduction [1]. Il y a aussi les couples qui voient dans l'utérus artificiel une échappatoire à la servitude de la grossesse. Les transformations individuelles et sociales induites sont néanmoins complètement imprévisibles.

DES BÉBÉS NON PORTÉS

On peut aussi essayer de figurer l'effet d'une gestation extracorporelle sur l'enfant à la lumière des connaissances actuelles sur le développement intra-utérin du bébé. Depuis vingt ans, l'enfant a rajeuni au regard de la science. Il est devenu objet d'études dès le stade fœtal grâce aux techniques d'enregistrements sensoriels intra-utérins, à l'échographie fœtale et au développement de l'observation du bébé. Il y a seulement quelques décennies, l'enfant n'existait qu'à partir de la date de sa naissance et la psychologie s'intéressait à l'acquisition du langage et des apprentissages préscolaires. Quant à l'énigme du langage, elle est porteuse de celle de l'origine du psychisme humain que la parole exprime.

L'embryon de la fécondation humaine se transforme en fœtus vers la 23e semaine de la gestation, puis en bébé à la naissance. Les études actuelles indiquent que cette humanisation se fait selon un continuum pré- et postnatal. L'observation directe du bébé et la référence à la théorie de l'attachement permettent d'affirmer que le bébé naissant est doté d'une capacité intersubjective immédiate [12], témoignant d'un psychisme débutant. Son aptitude intersubjective, développée pendant la vie intra-utérine, lui permet de reconnaître des contenus psychiques maternels et d'entrer en interaction cohérente avec eux. La sensorialité auditive (la perception de la voix maternelle, timbre et couleur, comme en musique) précède la naissance. La rythmicité des interactions également, en lien avec la motricité volontaire et involontaire maternelles, d'autant que pendant cette période, le bébé est au contact tactile étroit des parois utérines. Après la naissance, cette rythmicité sera une dimension importante de l'interaction entre la mère et son bébé, une dimension essentielle pour communiquer [5]. Le défaut de mise en place de cette structure rythmique a été décrit chez l'enfant autiste [6]. La sensorialité visuelle est plus tardive à mûrir, la rétine fonctionne dès qu'elle reçoit son stimulus spécifique, la lumière, mais, en salle de naissance, il est banal d'observer et de filmer le nouveau-né qui cherche avidement, d'un regard myope, à rencontrer un autre regard, un contact humain dont il a déjà fait l'expérience avec ses autres sens. La disposition innée du nouveau-né à l'intersubjectivité est également sous-tendue par les régulations de sa vigilance. Toute sa sensorialité précoce dispose enfin d'une aptitude à la comodalité qui va sous-tendre l'accordage affectif avec sa mère [11]. Le caractère spécifique de toutes les compétences néonatales va déterminer un style unique entre la jeune mère et son bébé, un style inimitable pour chaque dyade – on a pu le comparer à une chorégraphie.

La disposition du petit humain à la relation intersubjective n'est innée qu'en apparence pour l'observateur, car elle n'est visible qu'à partir de la naissance. Elle semble le fruit du lent travail interactif obscur qui se déroule, presque à l'insu de la mère, pendant le séjour utérin. On ne sait encore ni en dater le début de façon exacte ni le décrire par l'observation. Le seul accès objectif est l'échographie fœtale dont les données sont insuffisamment dynamiques, mais des travaux sont en cours. En particulier, l'échographie tridimensionnelle, adaptée à des objectifs de recherche, pourrait apporter des données intéressantes. On admet aujourd'hui que l'intersubjectivité est prête à fonctionner dès que les bourgeons sensoriels fœtaux sont assez mûrs, c'est-à-dire entre les 23ᵉ et 25ᵉ semaines de gestation. Des documents vidéo pris en couveuse montrent l'existence de premiers gestes, de premières tentatives de contact orienté vers autrui chez de grands prématurés (25-26 semaines).

L'ectogenèse priverait donc l'expérience humaine de tout ce segment intra-utérin, vivant, d'interaction entre la mère et le fœtus. Ce passage, malgré les inconnues qui l'entourent encore, paraît être consubstantiel à l'humanisation du produit de la procréation. Aucune machine, aussi parfaite soit-elle, ne peut reproduire toutes les fonctions naturelles. Le court-circuit par l'ectogenèse pourrait-il produire un être vivant humain au sens où nous l'entendons actuellement ? Ou bien s'agira-t-il d'une humanité nouvelle encore indéchiffrable ? S'agira-t-il d'un nouvel aléa de l'évolution darwinienne, d'une mutation sociale en vue de l'adaptation à une transformation de l'environnement, mais laquelle ?

Épilogue

*Ainsi s'accomplit la genèse du grand rien
d'où naît le grand tout.*

Victor HUGO, *Les Mages.*

L'espèce humaine, par la civilisation, par les évolutions de la science et celles des sociétés occidentales, sait agir de façon licite sur la fonction reproductive. L'aspiration au mieux-être fait mondialement chuter les naissances et l'extinction progressive de l'espèce pourrait même être programmée. Les progrès scientifiques et sociétaux transforment ainsi le contexte de la procréation. Certes, ces nouveaux pouvoirs se heurtent cependant à l'élan vital irréductible, à la pulsion de vie issue de l'inconscient qui nourrit le désir d'enfant et pousse à procréer, mais cet élan est lui-même contrarié par son ambivalence profonde qui se saisit, à son profit, de tous les obstacles à la conception, sociaux ou psychiques. Chez l'être humain, la survie de l'individu, l'équilibre de son économie psychique priment sur l'intérêt de l'espèce. Les aléas de la fertilité peuvent dès lors se manifester, encadrés par un certain nombre de facteurs.

La scansion ou l'avènement
du temps des femmes

Jusqu'au début du XXe siècle, hommes et femmes ne vivaient ni dans le même temps ni dans la même sphère. Les premiers bénéficiaient d'un temps linéaire centré sur la sphère publique. Sans césure se déroulaient l'enfance, l'entrée dans la vie sociale, le mariage, la vie sexuelle sans rupture et la paternité avant l'approche de la mort. Les femmes, au contraire, voyaient leur temps scandé par les grossesses, les maternités et la ménopause qui précédait de peu la mort. Nombre d'entre elles ne survivaient pas à la fin de leur vie reproductive. Leur existence appartenait à la sphère privée, même si l'industrie naissante tendait à les en faire sortir. On peut désigner cette époque révolue comme le « temps des mères » [2].

La révolution anthropologique induite par la diffusion du contrôle des naissances, puis de la contraception et de la légalisation de l'avortement, ainsi que l'allongement de l'espérance de vie grâce aux progrès médicaux ont modifié l'horizon. La planification des naissances est une donnée admise de la vie familiale et n'a plus le caractère clandestin et un peu coupable d'il y a seulement un demi-siècle. Cette révolution inaugure le « temps des femmes sujets ». Grâce à la liberté d'éducation, elles peuvent désormais prendre une place enviable dans la société, s'inscrire dans un temps continu comme les hommes et échapper à la scansion d'autrefois imposée par la fertilité non contrôlée.

La susceptibilité des systèmes reproducteurs, en particulier féminins

Les systèmes biologiques qui animent le corps humain, qu'il s'agisse par exemple de l'appareil circulatoire, de l'épuration rénale ou du circuit pulmonaire, ont en commun de fonctionner de façon autonome, d'être presque totalement à l'abri de l'influence de la volonté du sujet ou de ses émotions. En outre, ils sont performants d'un bout à l'autre de l'existence, tant qu'un événement physiopathologique sévère ne vient pas les perturber. En comparaison, la particularité des systèmes qui règlent la fertilité dans les deux sexes est d'abord leur caractère temporaire. Ils ne deviennent fonctionnels qu'à la puberté et si, chez l'homme, la production spermatique est théoriquement continue jusqu'à la fin de la vie, la femme, de son côté, dispose d'un stock d'ovules en quantité limitée, épuisable en moins de trente ans, malgré l'allongement spectaculaire de la vie depuis quelques décades. Fonction temporaire, la fonction reproductrice est, en outre, directement sous l'influence de zones cérébrales en rapport avec la gestion émotionnelle. Elle est fragile, d'une grande susceptibilité au stress, aux émotions, à toutes les expressions de la vie psychique. Elle joue au rythme de l'individu, de ses mouvements affectifs. Elle est le lieu électif de la rencontre du dedans et du dehors, du corps et de l'esprit, du désir d'enfant et de son ambivalence.

La fécondité en déclin

Le déclin général de la fécondité est la conséquence directe de la conquête du contrôle des naissances, conquête liée à l'évolution de l'éducation des femmes. Le niveau d'éducation féminin est un précieux indicateur de développement pour chaque pays considéré. Plus il progresse, plus la natalité décline et approche un taux minimum correspondant au seuil de renouvellement des générations. Dans ce contexte, le retard à la décision de la première conception est une variable essentielle de la fertilité : débutant plus tard, les maternités sont plus rares et plus difficiles à obtenir.

Cette situation prend une forme extrême en Occident où s'additionnent la scolarité prolongée et la diffusion d'études féminines analogues à celles des garçons, la dépendance plus grande à la cellule familiale et l'adolescence interminable. S'y ajoute la difficulté à se faire une place dans le monde du travail en compétition, sinon en parité, avec les hommes. Le risque de chômage en cas d'interruption prolongée pour cause de maternité est encore un facteur d'hésitation à la conception, surtout s'il s'agit du premier emploi. Ce facteur pèse sur la décision d'enfant, malgré les acquis sociaux dont la France bénéficie et qui expliquent que le taux de fécondité se tienne presque au niveau du remplacement des générations depuis les années 1990, au contraire de la plupart des pays d'Europe. Les doutes quant au compagnon idéal et la relative difficulté à composer un couple interviennent aussi : la nuptialité est en baisse et les couples fragiles dans leur durée. Entrés ensemble dans un temps de vie linéaire, hommes et femmes pensent avoir le temps de faire l'enfant. Il faut aussi tenir compte de la fréquence des recompositions familiales qui incitent à des grossesses tardives dans les couples néoformés.

La responsabilité nouvelle de l'élevage précoce de leurs enfants dont les couples sont conscients intervient aussi dans l'hésitation de procréer. L'importance des liens premiers, avec le bébé nouveau-né, puis pendant les deux premières années de vie, est maintenant connue. L'empreinte durable que crée l'éducation vécue en commun est une expérience désirable et les couples d'aujourd'hui hésitent à imiter leurs aïeux qui confiaient leur progéniture à des nourrices rémunérées à plein-temps. Le poids de cette responsabilité nouvelle est une cause de doute supplémentaire à s'engager dans la parenté. Tous ces facteurs concourent au retard à concevoir la première naissance.

On peut objecter que ce mouvement dominant n'est pas exclusif. En France, quarante ans après la loi Neuwirth qui libéralisait la contraception, toutes les gestations ne sont pas programmées. En additionnant le nombre des avortements et celui des naissances non désirées et mal planifiées, on découvre même qu'un tiers des grossesses restent non prévues [4]. Il y a aussi des maternités précoces, en fin d'adolescence. La voie simple de l'identification au rôle maternel sur le modèle du passé reste le chemin de vie le plus facile pour des jeunes femmes qui échappent aux sublimations culturelles ou professionnelles pourtant si vivement encouragées par l'évolution de la société. Ces trop jeunes mères souffrent souvent de leur marginalisation sociale lorsque les enfants grandissent. Nous rencontrons également des jeunes femmes ambitieuses et conscientes des limites de leur fécondité. Elles savent se décider à concevoir leur premier enfant à temps, quitte à slalomer entre diplômes et maternités. Néanmoins, trop tarder à concevoir la première grossesse permet à l'ambivalence de s'épanouir et ouvre la porte aux problématiques psychiques qui freinent la fertilité. En période de fécondité optimale et, bien entendu, en l'absence de contraception, l'ambivalence n'a pas l'occasion de jouer sur la conception ; son terrain d'expression sera alors le fœtus ou l'enfant et elle peut conduire à l'interruption de la grossesse (IVG) ou à la négligence envers le bébé.

Des facteurs d'infertilité en spirale

Dans ce contexte, l'infertilité paraît donc répondre à une causalité complexe, un peu médicale, très sociologique, et pourtant psychique de façon déterminante. Notre réflexion s'étaie sur la prise en compte, au fil des années, des nombreux couples infertiles confiés par nos collègues gynécologues et obstétriciens. Ces couples, ces femmes en difficulté reproductive consultent avec de moins en moins de réticence les psychothérapeutes. De nombreux somaticiens, les accueillant en première intention, repèrent des obstacles d'ordre psychique et savent les adresser au psychothérapeute, sans manifester de rejet à leur égard. De l'enchaînement et de la confrontation des situations cliniques, quelques points forts se dégagent.

Les patients qui se plaignent d'infertilité associent des facteurs déterminants complexes qui s'enchaînent en une spirale, leur souffrance s'aggravant au fur et à mesure des étapes de leur parcours médical et de leurs échecs. Certes, les causes médicales masculines et surtout féminines ont une réalité, mais, de nos jours, leur importance est modérée comparées aux stérilités infectieuses d'autrefois, avant les antibiotiques et avant la politique de prévention médicale. La décision différée du premier enfant est souvent l'élément dominant. Il fait voisiner dangereusement le projet d'enfant, enfin clairement énoncé, avec les limites de la fécondité biologique. Malgré la sauvegarde d'une apparence physique juvénile, les systèmes reproductifs féminins vieillissants perdent progressivement leur efficacité après la trentaine. Les inhibitions psychiques s'engouffrent dans la brèche ainsi ouverte.

Les couples sont alors inconsciemment engagés dans un véritable jeu de roulette russe dont l'enjeu improbable est la fécondation. Certains ignorent carrément l'existence d'une horloge biologique de la fécondité féminine et dénient les informations pourtant théoriquement reçues de l'éducation sexuelle scolaire. D'autres n'ont pas vu passer le temps, engagés dans des investissements autres que parentaux. D'autres encore ont pris au pied de la lettre le slogan du féminisme : « Un enfant quand je veux » ou bien se bercent de l'illusion de la maîtrise de la conception et de celle des technologies nouvelles. Déni ou illusion qui à la fois nourrit leur crainte profonde de la parenté, et entretient leur décision retardée.

Les obstacles créés par la société sont ceux que l'on ne peut escamoter. Pourtant, ils sont clairement au service des obstacles inconscients, nés de l'ambivalence du désir d'enfant, de l'hésitation à s'engager dans le processus parental et singulièrement maternel. Ce sont le désir inconscient, ses représentations cachées, ses fragments de mémoire occultés et l'ambivalence pour la maternité qui en résulte, qui mènent la danse. L'ambivalence organise l'évitement de la conception ou de la gestation, en mettant en place un système de défense au service de l'économie psychique du sujet, système qui le protège contre l'expérience de la procréation, redoutée comme une catastrophe. Ces thématiques s'exposent simplement dans les entretiens psychothérapeutiques, mais souvent trop tard, car inexorable, l'horloge a tourné.

Propositions thérapeutiques

Comme nous l'avons déjà indiqué, nous proposons de ne plus considérer l'infertilité comme une pathologie médicale classique. Quels que soient les dysfonctionnements, un processus défensif contre la conception est à l'œuvre qui cible la fécondité. Un tel point de vue conduit à de nouvelles propositions thérapeutiques avant d'entreprendre une procréation assistée ou en parallèle de celle-ci.

LA CONSULTATION EN BINÔME GYNÉCOLOGUE-PSYCHANALYSTE

Lorsque l'infertilité motive souffrance et consultation médicale, elle constitue en soi une urgence psychique qui appelle plusieurs réponses. Il arrive que le patient (le couple ou la consultante) tienne au caractère organique de son symptôme stérilité et que l'adresse à un psychothérapeute passe pour une mesure déconcertante. En pareil cas, un mode de travail fructueux, bien que coûteux en temps, est le dispositif du travail en binôme [1]. Aborder la stérilité d'un point de vue global incluant le double plan somatique et psychique suppose, en effet, la mise en place d'une stratégie d'abord différente de la clinique médicale ou psychologique habituelle, en l'occurrence une structure de collaboration entre un gynécologue et un psychanalyste.

Quel que soit le diagnostic médical, les patients consultant pour stérilité rencontrent d'emblée le gynécologue et le psychanalyste dans le même cabinet. Ils sont reçus non plus par un médecin seul, mais par deux interlocuteurs en blouse blanche. Le gynécologue introduit son collaborateur sans autre commentaire préalable. Il se trouve que cette situation est tout à fait acceptable dans l'exercice hospitalier où la présence d'un tiers (étudiant ou infirmier) est usuelle. Pour la recherche psychologique, la mise en place d'une telle structure de collaboration présente l'avantage d'offrir à l'écoute neutre et avec peu d'interventions la demande de patients qui n'auraient pas eu l'idée de consulter un psychanalyste. Il s'agit de patients dont les questions sur la dimension psychique de leur souffrance d'infertilité sont très ténues. Leurs questions ne s'adressent d'ailleurs qu'au médecin, requis, en quelque sorte, comme garant du fait que leur corps est seul en cause. On peut même dire que l'appel au système médical vise à masquer le peu de souffrance psychique qui pourrait émerger au travers du symptôme. Le fantasme sous-jacent à toute première consultation médicale est de confier son corps, cette machine détraquée, à celui qui va la remettre en route. Ce fantasme est d'autant plus fort que ces consultants ont souvent derrière eux un long parcours médical et que nous sommes la énième équipe consultée. Dans notre protocole, le gynécologue conduit la consultation et son collaborateur l'assiste en témoin disponible, prêt à rattraper la balle si le patient la lance, à se taire et à perdre son temps, à faire de la figuration, si rien ne vient. L'analyste va profiter ainsi du transfert médical, véritable cheval de Troie qui lui permet d'entrer en relation avec des patients qui ne lui demandent rien *a priori*.

La question qui se pose très vite est celle de l'urgence de la lutte pour la levée du symptôme. Confronté seul à un ou une patiente infertile, le médecin est amené à répondre par un acte (la prescription d'une exploration ou d'une thérapeutique) excluant tout naturellement la dimension de l'échange de paroles libres qu'il considérerait comme n'étant pas de sa compétence. Dans la perspective nouvelle dans laquelle nous travaillons, la présence d'un analyste à son côté et les commentaires d'après chaque consultation qui s'imposent conduisent le praticien à freiner la consommation médicale et à faire avec son patient le tour des événements biographiques qui ont précédé ce moment de la consultation. Les gynécologues témoignent du fait que la demande de consultation de stérilité se fait très souvent dans un climat d'urgence. Or aucune question sur la causalité psychique ne peut intervenir dans un pareil climat. En outre, l'urgence du patient se communique au médecin qui tend à multiplier les explorations dans un minimum de temps. Travaillant en binôme, le praticien est, au contraire, amené à freiner les investigations, à les étaler dans le temps, à temporiser, à multiplier les consultations sans chercher à faire céder la stérilité à tout prix. Il va ainsi laisser au patient un certain choix, revenir simplement parler, ou refaire un examen périmé. La conséquence de cette attitude est de réintroduire une temporalité que le patient essaie d'annuler en annonçant – quel que soit le contexte d'âge et de pathologie somatique – « je veux un enfant tout de suite ». Refuser l'urgence, réintroduire la temporalité, c'est rendre à la nature ses droits, c'est réintroduire la dimension d'espérance, mais c'est aussi faire le deuil d'une certaine maîtrise. Blocage de la surenchère médicale, réinstauration de la notion de temps, la présence d'un psychanalyste à la consultation médicale supprime souvent les guérisons magiques, les grossesses miracles avant toute exploration. Il n'est pas superflu de dire que le gynécologue qui accepte de participer à l'expérience doit faire là un deuil parfois amer.

Collaborer ainsi revient à substituer à une relation duelle une relation à trois partenaires. Peut ainsi se développer pour le patient un espace de création, loin de l'aliénation où le conduirait sa confiance ou son aversion, l'une et l'autre tout aussi aveugles, à l'égard du médecin. La collaboration en binôme combat aussi certaines contre-attitudes médicales. Dans la relation duelle médecin-malade, les consultants qui déplaisent au médecin n'ont aucune chance d'être entendus. Au contraire, face à une collaboration en binôme, leur parole, voire leur revendication insupportable peut parfois rencontrer un écho positif chez le collaborateur du médecin.

Ainsi, dans ce contexte de consultation chaleureux et contenant, des remémorations jusque-là oubliées reviennent au patient. Des liens se tissent entre les événements, les émotions du passé et l'infertilité actuelle. L'inhibition défensive qui scelle la non-conception peut souvent baisser la garde. Il serait présomptueux de prétendre que ce résultat conforme à l'espoir thérapeutique est toujours obtenu : la consultation est souvent trop tardive au regard de l'horloge biologique, mais le renoncement à la maternité peut alors s'effectuer dans un climat de compréhension et de soutien. Encore faut-il, pour cela, que le praticien et le psychanalyste aient fondé leur cohésion sur un projet thérapeutique commun qui pourrait se formuler ainsi : se satisfaire d'un mieux-être exprimé par le consultant, au bout d'un certain trajet parcouru ensemble, que le symptôme stérilité ait ou non été levé. Ce projet commun est formulé comme préalable, car une forte motivation à travailler en binôme naît du sentiment d'impuissance thérapeutique entraîné par le nombre inévitable des échecs en clinique de l'infertilité : toute l'histoire des traitements de la stérilité est une lutte contre ce sentiment d'impuissance médicale, depuis les rituels antiques jusqu'aux mises au point modernes de l'assistance à la procréation.

LA CONSULTATION PSYCHOTHÉRAPEUTIQUE

D'autres fois, le gynécologue sent que le patient est prêt à une interrogation sur lui-même. Il peut être adressé directement à un psychothérapeute avant l'envoi vers un protocole d'AMP ou parallèlement à celui-ci. La pratique psychothérapique en pareil cas réside en la mise en œuvre des concepts de la psychanalyse, tout en restant une façon de faire ouverte, libérée des contraintes de la cure psychanalytique classique et organisée en consultations répétées et cadrées. Un biais de recrutement est évident : nous rencontrons principalement des sujets appartenant à des couches assez aisées et aussi des immigrés pour lesquels le double défi de l'insertion sociale et du désir de descendance est très puissant. Notre pratique ouvre directement sur un bilan de leur souffrance et sur la reconnaissance des liens serrés entre le présent d'infertilité et leur passé, que celui-ci renvoie à leur vie d'enfant ou à des événements dont le poids traumatique a été sous-estimé. La situation de consultation duelle est encore davantage qu'en binôme favorable à de telles révélations.

Le psychanalyste va aider la patiente à procéder à la mise à plat du conflit œdipien d'autrefois ; ailleurs il doit aider à modérer la représentation tenace d'une mère toute-puissante barrant sexualité et fertilité. Il sera, grâce au transfert, le représentant temporaire d'un utérus externe pour celles qui en sont tellement carencées. Il recueillera la mémoire des défaillances maternelles précoces, mémoires inscrites dans l'espace corporel de la patiente et à la limite du dicible. Il accueillera le souvenir de deuils infinis, ou d'un avortement ancien dont l'évocation est insupportable. Le cœur de l'exercice psychothérapique sera, sans minimiser la réalité externe du patient, de tenir serré le fil de sa réalité psychique, d'opérer avec lui le travail de navette entre le passé et le présent, car le passé toujours tend à infiltrer le présent et il est essentiel de le découvrir ensemble. Il faut insister sur les qualités indispensables d'empathie et de respect à l'égard de ces patients fragilisés par leur infertilité et tellement vulnérables aux paroles médicales – vulnérabilité qui pourrait être exploitée en l'absence d'une éthique médicale solide.

Dans tous les cas se vérifie la force de l'inhibition psychique féminine qui protège contre des représentations intolérables de grossesse ou de maternité. C'est cette inhibition défensive qui tient en échec tout espoir de conception, y compris souvent par AMP, malgré les tentatives répétées. Mais des hommes affectés d'azoospermie, ou simplement coincés dans un couple infertile, bénéficient aussi de ces consultations. Elles les aident à donner sens et mémoire à leur désir d'enfant, ancré dans leur rivalité œdipienne, à consolider leur paternité à venir, à faire le deuil narcissique de la filiation par le sang s'ils s'orientent vers l'adoption. Au minimum, le projet du travail psychique sera d'accompagner de façon humanisante un protocole d'AMP, de réanimer la vie psychique, de faire circuler de la vie dans des existences souvent complètement gelées. Il s'agit bien d'urgence psychique, car, trop souvent, l'envoi est tardif au regard de l'horloge biologique et n'est déclenché que par l'échec de l'AMP, quelques précieuses années plus tard.

L'infertilité assumée

De nouvelles générations sont en marche en Occident. Nombre de jeunes femmes de 30 ans se disent prêtes à assumer un avenir sans enfant, un avenir dédié à leur ambition sociale, à des réalisations valorisées que permet la parité avec les hommes, à des sublimations artistiques, intellectuelles ou politiques. La diffusion des pratiques contraceptives a mis en route une évolution sans précédent dont l'avenir n'est pas prévisible. À la bourse des valeurs féminines, le cours de la maternité est en baisse.

En ce début du XXIe siècle, les femmes de 60 ans sans descendance ont souvent un grand sentiment de solitude. Il leur manque, selon Rilke, le grand souvenir qui vit en celles qui ont enfanté et qui fait la beauté des femmes parvenues au seuil de la vieillesse [3]. Leurs cadettes, installées dans les valeurs d'une adolescence interminable, seront-elles assez créatrices pour ne pas rester celles qui n'auront rien donné ? L'infertilité assumée est-elle un phénomène transitoire lié à la modernité et susceptible de se renverser si le monde change encore ? Une nouvelle définition de la féminité est-elle en train de s'écrire, énonçant le primat des activités sublimatoires sur la pulsion vitale et indiquant le triomphe décisif de la civilisation sur la nature ? À moins que le désir d'enfant, qui mêle l'impulsion vitale du psychisme à celle de la fécondité biologique, n'ait le dernier mot...

Notes et références bibliographiques

CHAPITRE PREMIER
*Du déclin démographique
au désir d'enfant*

1. Ariès P., *L'Enfant et la vie familiale sous l'Ancien Régime*, Paris, Seuil, 1973.

2. Bydlowski M., *La Dette de vie. Itinéraire psychanalytique de la maternité*, Paris, PUF, « Le Fil rouge », 5ᵉ éd. mise à jour, 2005.

3. Bydlowski M., « La transparence psychique de la grossesse », *Études freudiennes*, 1991, 32, p. 2-9.

4. Deutsch H., *La Psychologie des femmes. Étude psychanalytique*, Paris, PUF, 1953-1955.

5. Dirk J. Van de Kaa, « Analyser la fécondité par ses causes », *Informations sociales « Fécondité en Europe »*, septembre 2004, n° 118, p. 63-67.

6. Dupasquier J., *Histoire de la population française*, Paris, PUF, 1988, 2ᵉ éd. 1995.

7. Freud S., « Zur Einfürung des Narzissmus », 1914 ; trad. franç. « Pour introduire le narcissisme », *in La Vie sexuelle*, Paris, PUF, « Bibliothèque de psychanalyse », 1982.

8. Golse B., *L'être-bébé*, Paris, PUF, « Le Fil rouge », 2006.

9. Groddeck G., *Le Livre du ça*, Paris, Gallimard, 1963.

10. Landry A., *La Révolution démographique : études et essais sur les problèmes de la population*, INED, 1982 (éd. originale : Paris, Sirey, 1934).

11. Mytnik B., « IVG, Fécondité et inconscient : l'absence de chair », *La Vie de l'enfant*, Toulouse, Érès, 2007.

12. Perrier F., *La Chaussée d'Antin*, Paris, 10/18, 1978, tome II.

13. Pison G., « Moins de naissances mais un garçon à tout prix : l'avortement sélectif des filles en Asie », *Population & Sociétés*, septembre 2004, n° 404, p. 1-4.

14. Prioux F., « La fécondité en Europe depuis les années 1980 », *Informations sociales*, septembre 2004, n° 118, p. 5-21.

15. Racamier P.-C., Sens C., Carretier L., « La mère et l'enfant dans les psychoses du post-partum », *Évolution psychiatrique*, 1961, 4, p. 525-570.

16. Wilson C., Pison G., « La majorité de l'humanité vit dans un pays où la fécondité est basse », *Population & Sociétés*, octobre 2004, n° 405, p. 1-4.

CHAPITRE 2
Tout ce que vous avez toujours voulu savoir...

1. Borten-Krivine I., Winaver D., *Ados, amour et sexualité*, Paris, Albin Michel, 2001.

2. Bydlowski M., *Je rêve un enfant. L'expérience intérieure de la maternité*, Paris, Odile Jacob, 2000.

3. Cabau A., *Pour que l'enfant paraisse. Santé, mode d'emploi*, Paris, Flammarion, 1990.

4. Ciccone A., Mellier D, Athanassiou-Popesco C., Carel A., *Le Bébé et le Temps : attention, rythme et subjectivation*, Paris, Dunod, 2007.

5. Colette (1922), *La Maison de Claudine*, Paris, Hatier, « Œuvres et thèmes », 1987.

6. David G., « Sperme », *in* M. Marzano (éd.), *Encyclopédie du corps*, Paris, PUF, 2007, p. 885-888.

7. Dupâquier J., *Histoire de la population française*, Paris, PUF, « Quadrige », 1988 ; 2e éd., 1995.

8. Duverney (1824, 1841), cité par G. David *in* « Sperme », *Dictionnaire du corps, op. cit.*

9. Ebtinger R., « Aspects psychopathologiques de la paternité (Œdipe-père) », *Confrontations psychiatriques*, 16, 1978, p. 149-189.

10. Faure-Pragier S., « Aspects psychiques des stérilités féminines », *in Dictionnaire du corps* (sous la dir. de M. Marzano), Paris, PUF, 2007, p. 903-906.

11. Freud S., *Selbstdarstellung*, 1925 ; trad. fr. « Ma vie et la psychanalyse », *in Ma vie et la psychanalyse*, Paris, Gallimard, 1949.

12. Freud S., *Über die weibliche Sexualität*, 1931, GW, XIV ; trad. franç. « Sur la sexualité féminine », *in La Vie sexuelle*, Paris, PUF, 1989.

13. Freud S., *Die weiblichkeit*, GW, XV, 1932 ; trad. franç. « La féminité », *in Nouvelles Conférences sur la psychanalyse*, Paris, Gallimard, 1936.

14. Golse B., *L'être-bébé*, Paris, PUF, « Le fil rouge », 2006.

15. Haag G. et Haag M., « L'observation du nourrisson selon Esther Bick (19 janvier 1983) et ses applications », *in* S. Lebovici, R. Diatkine, M. Soulé (éds), *Traité de psychiatrie de l'enfant et de l'adolescent*, Paris, PUF, 1995 (2e éd.), p. 531-547.

16. Jaoul M., « Rôle joué par les événements de filiation dans l'infertilité masculine », *Gynécologie, obstétrique et fertilité*, 2007, sous presses.

17. Jeronymides E., *Elles aussi deviendront mères. Des femmes qui se sentent stériles*, Paris, Payot, « Petite Bibliothèque Payot », 2004.

18. Knibiehler Y., *La Révolution maternelle,* Paris, Perrin, 1997.

19. Kölliker (1846), cité par G. David *in* « Sperme », *Dictionnaire du corps, op. cit.*

20. Kundera M., *La Valse aux adieux*, Paris, Gallimard, « Folio », 1978.

21. Leeuvenhoeck A. Van (1677), cité par G. David *in* « Sperme », *Dictionnaire du corps, op. cit.*

22. Mimoun S., Chaussin E., *L'Univers masculin*, Paris, Seuil, 1999.

23. Nietzsche F. (1885), *Ainsi parlait Zarathoustra* ; trad. franç. Paris, Gallimard, « Idées », 1971.

24. Page (2003), cité par G. David *in* « Sperme », *Dictionnaire du corps, op. cit.*

25. Stern D., *Le Monde interpersonnel du nourrisson*, Paris, PUF, « Le Fil rouge », 2003.

26. Tustin F., *Les États autistiques chez l'enfant*, Paris, Seuil, 1986.

27. Zvétaïéva M., *Mon frère féminin*, Paris, Mercure de France, 1989.

CHAPITRE 3
L'impact de la vie psychique sur la fécondité

1. Bydlowski M., « La transparence psychique de la grossesse », *Études freudiennes*, 1991, 32, p. 2-9.

2. Bydlowski M., « Facteurs psychologiques dans l'infertilité féminine », *Gynécologie obstétrique & fertilité*, 2003, 31, p. 246-256.

3. Bydlowski M., *La Dette de vie. Itinéraire psychanalytique de la maternité*, Paris PUF, « Le Fil rouge », 5ᵉ éd. mise à jour, 2005.

4. Bydlowski M., Cahen F., Dayan-Lintzer M., Fonty B., Levaguerese I., « Souffrir de stérilité », *Psychanalyse à l'université*, 1983, 8, 31, p. 459-476.

5. Bydlowski M., Dayan-Lintzer M., « Un modèle de collaboration somaticien-psychanalyste », *Psychosomatique*, 1985, 1, p. 109-114.

6. Deutsch H., *La Psychologie des femmes. Étude psychanalytique*, Paris, PUF, 1953-1955.

7. Domar A.D., Seibel M.M., Benson H., « The mind body programme for infertility : a new behavioral treatment approach for women with infertility », *Fertility and Sterility*, 1990, 53, p. 246-249.

8. Faure-Pragier S., « Stérilité féminine. Aspects psychiques des stérilités féminines », *in* M. Marzano (éd.), *Dictionnaire du corps*, Paris, PUF, 2007, p. 903-906.

9. Frydman R., « Les grossesses surprises de la FIV », *Contraception, fertilité, sexualité*, 1987, 15, p. 417-419.

10. Papiernik E., Bydlowski M., « Vincent Van Gogh (syndrome de) (ou "l'esprit et le corps dans la fertilité") », *in* J. Dormont, O. Bletry, J.-F. Delfraissy (éds), *Les 365 Nouvelles Maladies*, Paris, Flammarion, 1989, p. 544.

11. Stoléru S., Glas J.-P., Fermanian J., Spira A., « Psychological factors in the aetiology of infertility : prospective cohort study », *Human Reproduction*, 1993, 8, p. 1039-1046.

CHAPITRE 4
Les infertilités secondaires

1. Ansermet F. et Magistretti P., *À chacun son cerveau*, Paris, Odile Jacob, 2006.

2. Ansermet F., Magistretti P., « L'inconscient au crible des neurosciences », *La Recherche*, mai 2006, n° 397, p. 36-39.

3. Cabau A., *Pour que l'enfant paraisse. Santé, mode d'emploi*, Paris, Flammarion, 1990.

4. Coddington R. D., « Life events associated with adolescent pregnancies », *J. Clin. Psychiatry*, 1979, 40, 4, p. 180-185.

5. Damasio A. R., « Feelings of emotion », *Ann. N. Y. Acad. Sc.*, 2003, 1001, p. 253-261.

6. Damasio A. R., *L'Erreur de Descartes*, Paris, Odile Jacob, 1994.

7. Freud S., « Zur Einführung des Narzissmus », 1914 ; trad. franç. « Pour introduire le narcissisme », *in La Vie sexuelle*, Paris, PUF, « Bibliothèque de psychanalyse », 1982.

8. Freud S., *Der Mann Moses und die monotheistische Religion*, 1939 ; trad. franç. *Moïse et le monothéisme*, Paris, Gallimard, « Idées », 1980.

9. Freud S., « Jenseits des Lustprnzips », 1920 ; trad. franç. « Au-delà du principe de plaisir », *in Essais de psychanalyse*, Paris, Payot, 1951, p. 5-75.

10. Kaës R., *Les Théories psychanalytiques du groupe*, Paris, PUF, « Que sais-je ? », n° 3458, 1999.

11. Kandel, E. R., *À la recherche de la mémoire. Une nouvelle théorie de l'esprit*, Paris, Odile Jacob, 2007.

12. Mytnik B., *IVG, fécondité et inconscient : l'absence de chair,* Toulouse, Érès, « La vie de l'enfant », 2007.

13. Naccache L., *Le Nouvel Inconscient*, Paris, Odile Jacob, 2006.

14. Sédat J., *Comprendre Freud*, Paris, Flammarion, 2007.

15. Winnicott D.W., *La Consultation thérapeutique et l'enfant*, Paris, Gallimard, 1971.

CHAPITRE 5
Les infertilités primaires

1. Bydlowski M., *La Dette de vie. Itinéraire psychanalytique de la maternité*, Paris, PUF, « Le Fil rouge », 5e éd. mise à jour, 2005.

2. Corcos M., *Le Corps insoumis. Psychopathologie des troubles des conduites alimentaires*, Paris, Dunod, 2005.

3. Faure-Pragier S., « Aspects psychiques des stérilités féminines », *in* M. Marzano, *Dictionnaire du corps*, Paris, PUF, 2007, p. 903-906.

4. Freud (1926), *Inhibition, symptôme, angoisse*, Paris, PUF, « Bibliothèque de psychanalyse », 1975 (5e éd.).

5. Hofmannsthal H. von, *La Femme sans ombre*, livret de l'opéra de Strauss, trad. fr., Paris, Stock, 1930.

6. Igouin L., *La Boulimie et son infortune*, Paris, PUF, 2004.

7. Jeronymides E., *Elles aussi deviendront mères. Des femmes qui se sentent stériles*, Paris, Payot, « Petite Bibliothèque Payot », 2004.

8. MacDougall J., *Théâtres du Je*, Paris, Gallimard, 1982.

9. Maggioni C., *Femmes infertiles, Image de soi et désir d'enfant*, Paris, Editions InPress, 2006 ; voir aussi Anzieu D., *L'Épiderme nomade et la peau psychique*, Paris, APSYGE, 1990.

10. Perrier F., *La Chaussée d'Antin*, Paris, 10/18, 1978, tome II.

11. Rank O., *Don Juan et le double (études psychanalytiques)*, Paris, Payot, « Petite Bibliothèque Payot », 1973.

12. Resch M., Nagy G., Pinter J. *et al.*, « Eating disorders and depression in hungarian women with menstrual disorders and infertility », *J. of Psychosom. Obst. Gynecol.*, 1999, 20, p. 152-157.

13. Stewart D.E., « Reproductive functions in eating disorders », *Annals of medicine*, 24, p. 287-291.

14. Chamisso A. von (1824), *L'Histoire merveilleuse de Peter Schlemihl ou l'homme qui a vendu son ombre*, Paris, Le Club français du livre, 1948.

15. Winnicott D.W., « La crainte de l'effondrement », *Nouvelle Revue de psychanalyse*, 1975, 11, p. 35-44.

16. Zweig S., *Marie Stuart*, trad. fr., Paris, Grasset, 1933.

CHAPITRE 6
La paternité de l'homme stérile

1. Bydlowski M., « Les coutumes de naissance », *in* M. Bydlowski, *La Dette de vie*, Paris, PUF, 5ᵉ éd. mise à jour, 2005, p. 25-30.

2. Fonty B., Bydlowski M., « Aspects psychologiques des stérilités masculines », *Psychosomatique*, 1985, p. 97-105.

3. Freud S., « Das interesse an der Psychoanalyse » (1913) ; trad. fr. « L'intérêt de la psychanalyse », *in Résultats, Idées, Problèmes*, Paris, PUF, 1985.

4. Freud S., *Der Mann Moses und die monotheistische Religion*, 1939 ; trad. fr. *Moïse et le monothéisme*, Paris, Gallimard, 1948.

5. Freud S., *Drei Abhandlungen zur Sexualtheorie*, 1905 ; trad. fr. *Trois Essais sur la théorie de la sexualité*, Paris, Gallimard, « Idées », 1962.

6. Haynal A., « Le syndrome de la couvade : contribution à la psychologie et psychopathologie de l'homme en face de la reproduction », *Ann. Medico. Psychol.*, 1968, 4, p. 539-571.

7. Kertész I., *Kaddish pour l'enfant qui ne naîtra pas,* Arles, Actes Sud, 1998.

8. Kleist H. von, *La Marquise d'O et autres nouvelles,* Paris, Phébus, 1991, vol. 1.

9. Madani-Perret F.Z., « La filiation du Maghrebin stérile », *Psychanalyse à l'université,* septembre 1982, p. 623-630.

10. Reik T., *Le Rituel, psychanalyse des rites religieux*, Paris, Denoël, 1974.

11. Sédat J., *Comprendre Freud*, Paris, Flammarion, 2007.

12. Sédat J., « Sigmund Freud et la prévention », *in À l'écoute des bébés et de ceux qui les entourent,* Toulouse, Érès, 2006.

CHAPITRE 7
Mon royaume pour un enfant

1. Adamson G. D., de Mouzon J. *et al.*, « World collaborative report on in vitro fertilization », *Fertility and Sterility,* juin 2006, vol. 85, 6.

2. Ariès P., *L'Enfant et la vie familiale sous l'Ancien Régime*, Paris, Seuil, 1973.

3. Belaish Allard J., *Les Enfants de l'impossible*, Paris, Balland, 2006.

4. Bydlowski M., « Procréations médicalement assistées par don d'ovocytes. Les motivations de 37 donneuses volontaires », *in* M. Bydlowski, *La Dette de vie*, Paris, PUF, « Le Fil rouge », 5ᵉ éd. mise à jour, 2005, p. 153-161.

5. Bydlowski M., « La question de l'anonymat et la connaissance des origines biologiques dans la procréation médicalement assistée par don d'ovocytes », *Incidence*, 2005, 1, p. 123-130.

6. Bydlowski M., Dayan-Lintzer M., « Un modèle de collaboration somaticien-psychanalyste », *Psychosomatique*, 1985, 1, p. 109-114.

7. Fay-Sallois F., *Les Nourrices à Paris au XIXᵉ siècle*, Paris, Payot, 1980.

8. Jacquard A., *La Science à l'usage des non-scientifiques*, Paris, Calmann-Lévy, 2001.

9. Jouannet P., « La procréation médicalement assistée », *in* M. Marzano (éd.), *Encyclopédie du corps*, Paris, PUF, 2007, p. 766-770.

10. Jouannet P., « Peut-on intégrer l'embryon humain dans le champ médical et scientifique ? », *Médecine/Sciences*, 1996, 12, p. 1331-1333.

11. Jouannet P., David G., « Les recherches en biologie de la reproduction dans l'espèce humaine », *in* N. Lenoir, *Aux frontières de la vie. Paroles d'éthique*, Paris, La Documentation française, 1991, p. 141-159.

12. Leeuvenhoeck A. Van (1677), cité par G. David, « Sperme », *in Dictionnaire du corps, op. cit.*, p. 885-888.

13. Sterne L., *La Vie et les opinions de Tristram Shandy*, Paris, Tristram, 2004.

14. Testart J., *L'Œuf transparent*, Paris, Flammarion, 1986.

Testart J., « Préface », *in* C. M. Quijano, M. Germond, F. Ansermet (éds), *Parentalité, stérile et procréation médicalement assistée*, Toulouse, Érès, 2006.

15. Sicard D., *Le Monde*, 3 février 2007.

16. *Le Monde*, septembre 2006.

17. Tisseron S., *Le Monde*, 9 octobre 2004.

CHAPITRE 8
*De la procréation de l'avenir
à la naissance-fiction*

1. Atlan H., *L'Utérus artificiel*, Paris, Seuil, « La Librairie du XXIe siècle », 2005.

2. Bydlowski M., *Je rêve un enfant. L'expérience intérieure de la maternité*, Paris, Odile Jacob, 2000.

3. Bydlowski M., *La Dette de vie. Itinéraire psychanalytique de la maternité*, Paris, PUF, « Le Fil rouge », 5e éd. mise à jour, 2005.

4. Bydlowski M., « Le regard intérieur de la femme enceinte, transparence psychique et représentation de l'objet interne », *Devenir*, 2001, 13, 2, p. 41-52.

5. Ciccone A., Mellier D., Athanassiou-Popesco C., Carel A., *Le Bébé et le Temps : attention, rythme et subjectivation*, Paris, Dunod, 2007.

6. Haag G. et Haag M., « L'observation du nourrisson selon Esther Bick (19 janvier 1983) et ses applications », *in* S. Lebovici, R. Diatkine, M. Soulé (éds), *Traité de psychiatrie de l'enfant et de l'adolescent*, Paris, PUF, 1995 (2e ed.), p. 531-547.

7. Haldane J.D.S., *Daedalus or Science and the Future*, Londres, Kegan Paul Publ., 1923 ; repris dans K. Rao Dronamraju (éd.), *Haldane's Daedalus revisited*, Oxford, Oxford University Press, 1995.

8. Huxley A. (1928), *Le Meilleur des mondes*, Paris, Pocket, 2002.

9. Rebar R.W., Decherney A. H., « Assisted reproductive technology in the United States », *New England J. of Med.*, 2004, 350, p. 1603-1604.

10. Spar D., *The Baby Business : How Money, Science, and Politics Drive the Commerce of Conception*, Princeton, Harvard University Press, 2006.

11. Stern D., *Le Monde interpersonnel du nourrisson*, Paris, PUF, « Le Fil rouge », 2003.

12. Trevarthen C., Aitken K. J., « Infant intersubjectivity : research, theory, and clinical applications », *Annual Research Review. The Journal of Child Psychology and Psychiatry and allied Disciplines*, 2001-2003, 42, 1, p. 3-48 (version élargie : « Intersubjectivité chez le nourrisson : recherche, théorie et application clinique », *Devenir*, 2003, numéro spécial n° 4, volume XV).

Épilogue

1. Bydlowski M., Dayan-Lintzer M., « Un modèle de collaboration somaticien-psychanalyste, » *Psychosomatique*, 1985, 1, p. 109-114.

2. Knibiehler Y., *La Révolution maternelle*, Paris, Perrin, 1997.

3. Rilke R. M., *Lettres à un jeune poète*, Paris, Grasset, 1937.

4. Régnier-Lolier A., Leridon H., Cahen F., « La loi Neuwirth quarante ans après : une révolution inachevée ? », *Population & Sociétés*, novembre 2007, 439.

Remerciements

Je remercie Hélène Khéroua qui a apporté tout son soin et ses compétences à la préparation de cet ouvrage.

Je remercie Marie-Lorraine Colas pour son travail éditorial.

Table

Chapitre 6
LA PATERNITÉ DE L'HOMME STÉRILE

Chapitre 7
MON ROYAUME POUR UN ENFANT

De la contraception à la procréation
médicalement assistée

Chapitre 8
DE LA PROCRÉATION DE L'AVENIR
À LA NAISSANCE-FICTION

DU MÊME AUTEUR

Je rêve un enfant. L'expérience entérieure de la maternité, Paris, Odile Jacob, 2000.

La Dette de vie, Itinéraire psychanalytique de la maternité, Paris, PUF, « Le Fil rouge », 1997 ; 5e édition mise à jour, février 2005.

La Recherche clinique en psychopathologie (avec Odile Bourguignon), Paris, PUF, « Le Fil rouge », 1995 ; 2e édition mise à jour, mars 2006.

Ouvrage proposé par
Willy Pasini

Cet ouvrage a été composé et mis en pages
chez Nord Compo (Villeneuve-d'Ascq)

N° d'impression :
N° d'édition : 7381-2079-X
Dépôt légal : mai 2008

Imprimé en France